ullstein

PROF. DR. INGO FROBÖSE
MIT ULRIKE SCHÖBER

9 REGELN FÜR EINEN OPTIMALEN STOFFWECHSEL

FIT, SCHLANK UND GESUND IN WENIGEN SCHRITTEN

Ullstein

Besuchen Sie uns im Internet:
www.ullstein.de

Originalausgabe im Ullstein Taschenbuch
1. Auflage Februar 2023

Redaktion: Vera Baschlakow
Umschlaggestaltung: zero-media.net, München
Satz: Pinkuin Satz und Datentechnik, Berlin
Gesetzt aus der Kepler Light
Druck und Bindearbeiten: CPI books GmbH, Leck
ISBN 978-3-548-06806-0

Inhalt

Vorwort

Liebe Leserin, lieber Leser,
mich fasziniert unser Stoffwechsel und das, was er leistet und beeinflusst, schon immer sehr: Rund um die Uhr arbeitet er für uns – ohne Pause und bis ins hohe Alter. Er sorgt dafür, dass aus Kindern Erwachsene und später alte Menschen werden, dass wir aus unserem Essen Energie ziehen, die uns zu körperlichen und geistigen Hochleistungen befähigt, dass sich Wunden wieder schließen und wir gesund und fit bleiben. Dies sind nur ganz wenige Beispiele aus dem riesigen Aufgabenfeld unseres Metabolismus, wie der Stoffwechsel wissenschaftlich heißt.

Um möglichst vielen Menschen seine Bedeutung näherzubringen, veröffentlichte ich Anfang 2022 ein umfassendes Buch, das die Wissenslücken schließen sollte, die ich immer wieder bei meinen Vorträgen und in E-Mails an mich feststellte. *Der Stoffwechsel-Kompass* verkaufte sich viele Tausend Mal. Das zeigte mir, dass ich mit meiner Faszination für das Wunderwerk Metabolismus nicht allein bin. Viele Leserinnen und Leser wünschten sich nach der Lektüre praktische Empfehlungen, Ratschläge und Tipps. Damit gaben sie den Anstoß zu diesem neuen Buch zum selben Thema.

Sollte *Der Stoffwechsel-Kompass* eher ein Kompendium sein, das zwar verständlich, aber auch durchaus wissenschaftlich die komplexen metabolischen Abläufe tiefer gehend erläutert, möchte ich Ihnen nun mit diesen *9 Regeln für einen optimalen Stoffwechsel* zeigen, was Sie selbst konkret tun können. Die komplizierten körperlichen Zusammenhänge werden nur kurz erläutert, damit Sie verstehen, warum ich Ihnen etwas vorschlage. Auf die Erklärung komplexer biochemischer Zusammenhänge werde ich jedoch in diesem Buch verzichten. Stattdessen gibt es Tests, mit denen Sie herausfinden können, was Sie und Ihr Metabolismus individuell brauchen. Dann können Sie gezielt darangehen, eventuelle Schwachstellen in Ihrer Lebensführung zu verändern und Ihren Stoffwechsel zu optimieren. Damit das klappt, habe ich konkrete Tipps, Anleitungen und Übungen für Sie zusammengestellt, die funktionieren und gar nicht schwierig umzusetzen sind.

Ich wünsche Ihnen viel Spaß beim Ausprobieren,

Ihr Ingo Froböse

WUNDERWERK STOFFWECHSEL

60 bis 80 Billionen Zellen hat der Körper eines erwachsenen Menschen, also Ihrer genauso wie meiner! All diese Zellen sorgen dafür, dass wir lieben und lachen, liegen und laufen oder, kurz zusammengefasst, leben können. All diese Zellen wollen versorgt sein, damit sie ihre unterschiedlichen Funktionen erfüllen können. Das klappt nur durch eine Vielzahl von biochemischen Prozessen, die normalerweise von uns unbemerkt in unserem Organismus ablaufen. Wir atmen, trinken, essen, und unser Körper macht aus Sauerstoff, Wasser und Nahrung alles, was wir zum Leben brauchen – egal, wo und wie wir leben. Verantwortlich dafür ist unser Stoffwechsel!

Letztlich bedeutet Metabolismus, wie der Stoffwechsel wissenschaftlich heißt, nicht mehr, als dass Stoffe von einem Milieu in ein anderes wechseln, damit sie genutzt werden können. Dementsprechend werden beispielsweise die Bestandteile von Milch so umgewandelt, also verstoffwechselt, dass Kalzium unsere Knochen stärken und Eiweiß unsere Muskeln erhalten kann. Oder der Sauerstoff aus der Luft wird benötigt, um Energie für uns herzustellen.

Mithilfe des Stoffwechsels produziert der Körper das, was er braucht – neue Haut- und Muskelzellen, Hormone,

Blutkörperchen ... – und baut Verbrauchtes oder Beschädigtes ab, sodass es unseren Organismus über die Körperflüssigkeiten verlassen kann. Der Metabolismus umfasst also die Aufnahme, den Transport, die chemische Umwandlung sowie die Nutzung und Entsorgung von Stoffen.

So einfach, wie das klingt, ist es in der Realität jedoch nicht, denn es existiert gar nicht *der* eine Stoffwechsel. Tatsächlich gibt es zahlreiche Einzelstoffwechsel: vom Knochen- über den Leber- bis hin zum Eiweißstoffwechsel oder den Metabolismus unseres Gehirns. In jedem unserer Organe und in allen Zellen laufen metabolische Prozesse ab, die sich zu einem großen Ganzen zusammenfügen. Sie alle gemeinsam bilden den Stoffwechsel und sorgen dafür, dass sich unsere Zellen täglich erneuern und reparieren – und wir dadurch ein langes gesundes Leben führen können. Dieses Potenzial hat jeder gesunde Mensch durch die regelmäßige Erneuerung der Zellen.

Gesunde Zellen für ein gesundes Leben

Während Blut- und Darmzellen täglich gefordert sind, geht es bei den Knochenzellen eher gemächlich zu. Je nachdem, wie intensiv die Zellen arbeiten müssen, verbrauchen sie sich unterschiedlich schnell und müssen repariert oder ersetzt werden. Manche Zellen wie die der Augen werden unser Leben lang kaum repariert und funktionieren schleichend immer schlechter. Durchschnittlich können wir von folgenden Lebenszeiten der Zellen ausgehen:

- Dünndarmzellen: 2 Tage
- Weiße Blutkörperchen: wenige Tage
- Magenschleimhautzellen: 7 Tage
- Lungenzellen: 8 Tage
- Dickdarmzellen: 10 Tage
- Lippenzellen: 14 Tage
- Hautzellen: 14–50 Tage
- Rote Blutkörperchen: 120 Tage
- Herzzellen: 1–2 Prozent der Zellen erneuern sich pro Jahr
- Knochenzellen: 10–15 Jahre
- Muskelzellen: 15 Jahre
- Augenlinsenzellen: lebenslang
- Sinneszellen im Ohr: lebenslang
- Schweißdrüsen: lebenslang
- Haarfollikelzellen: lebenslang

Durch diese begrenzte Lebensdauer bleibt die Arbeit der Zellen und unserer Organe fast lebenslang auf einem nahezu jugendlichen Niveau. Das gilt allerdings nur, wenn unser Lebensstil stimmt und äußere Belastungen nicht überhandnehmen.

Wenn eine Zelle nicht mehr optimal arbeitet, wird sie normalerweise per Zellteilung ersetzt – das ist Schwerstarbeit für den Stoffwechsel. Die Teilung erfolgt nach einem genetischen Programm, das jede Zelle enthält und das deren Bestandteile auf die neu entstehenden Tochterzellen aufteilt. Jedoch können sich unsere Zellen nicht unbegrenzt teilen, denn die Endkappen der Chromosomen, die sogenannten Telomere, verkürzen sich bei jeder Zellteilung ein Stück. Sind sie irgendwann zu kurz, stirbt die Zelle den genetisch vorprogrammierten Tod (Apoptose). Mit einem gesunden Lebensstil können wir dafür sorgen, dass sich die Telomere langsamer abnutzen. So wiesen Kardiologen der Universitätsklinik Leipzig 2018 in einer Studie nach, dass gezieltes Ausdauertraining die zelluläre Alterung nicht nur vermindert, sondern sogar die Neuentstehung von Zellen fördert sowie die Telomere verlängert! Umgekehrt beschleunigen wir den Zelltod, wenn wir unsere Zellen ungenügend mit Sauerstoff und Nährstoffen versorgen oder sie vermehrt Schadstoffen aussetzen. Nicht umsonst haben Raucher mehr Falten und eine fahle Haut.

Veränderungen im Alter

Möglichst gesund alt zu werden, wünschen wir uns alle. Der Stoffwechsel bestimmt, ob das klappt oder nicht. Alte Menschen, bei denen er gut funktioniert, haben auch noch mit 90 Jahren Top-Blutwerte und oft eine erstaunlich glatte Haut sowie einen scharfen Verstand. Bei ihnen läuft auch die Zellteilung noch relativ fehlerfrei.

Trotzdem setzen bei jedem von uns die zellulären Alterungsprozesse mit etwa 50 Jahren ein. Man vermutet, dass die Zellen ab der Lebensmitte ihre Abfallstoffe nicht mehr komplett entsorgen oder recyceln können. Dadurch »vermüllen« sie immer stärker und können ihre Funktionen im Stoffwechsel und auch in der Kommunikation untereinander immer schlechter erfüllen. Die Zellen sterben früher, und bei der Bildung neuer Zellen wird die Erbinformation mit immer mehr Fehlern kopiert, sodass auch die neuen Zellen nicht einwandfrei funktionieren. Dadurch entstehen zwar altersbedingte Veränderungen an den Organen, doch diese verringern die Leistungsfähigkeit unseres Stoffwechsels nur ein wenig. Was ihn wirklich stark beeinträchtigt, ist unser Lebensstil: All diese Prozesse werden verstärkt, wenn wir uns zu wenig bewegen, uns falsch ernähren und unserem Körper nicht genügend Zeit für die Regeneration geben. Dann baut er Muskeln ab und verwandelt sie in Fettmasse, die einerseits den Stoffwechsel regelrecht lahmlegt und andererseits winzige Entzündungen auslösen kann. Die Muskulatur ist jedoch das wichtigste Organ des Stoffwechsels, und deswegen ist eine ausgewogene Körperzusammensetzung extrem wichtig: Das Verhältnis von Muskel- zu Fettmasse muss stimmen, damit der Metabolismus rundläuft! Deswegen bringt es auch kaum etwas, nur abzunehmen, ohne Muskeln aufzubauen.

INFO **Wichtig: Sie steuern Ihren Stoffwechsel!**

Die Bereiche Bewegung, Ernährung und Regeneration sind die Stellschrauben, mit denen wir unseren Metabolismus gezielt beeinflussen können – und das gilt für jedes Alter. Sie haben es also zu einem großen Teil selbst in der Hand, ob Ihr Stoffwechsel rund läuft oder stottert.

Stoffwechselstörungen und ihre Folgen

Eine problemlose Zellerneuerung in allen Organen und Geweben funktioniert nur, wenn all unsere Einzelstoffwechsel einwandfrei arbeiten und gut ineinandergreifen. Das ist leider heutzutage bei den meisten Menschen nicht der Fall. Ein oder oft mehrere Bereiche des Metabolismus sind beeinträchtigt und können dann nicht mehr fehlerfrei mit den anderen zusammenarbeiten. Der Organismus stellt sich zwar darauf ein und kann vieles ausgleichen, aber dauerhaft schafft er es in der Regel nicht: Irgendwann bemerken wir die Folgen.

Wie tödlich unser Lebensstil sein kann, zeigte die WHO, die Weltgesundheitsorganisation, in einer Studie: 2016 starben 56,9 Millionen Menschen weltweit, davon 54 Prozent, also mehr als jeder Zweite, an nur zehn Todesursachen. Sogenannte ischämische Herzerkrankungen, verursacht von Durchblutungsstörungen am Herzen, sowie Schlaganfälle waren allein für rund 15,15 Millionen Todesfälle verantwortlich und damit weltweit die häufigste Todesursache. Die WHO schätzt aber auch, dass etwa 80 Prozent – also vier Fünftel! – der vorzeitigen Todesfälle aufgrund von Herz-Kreislauf-Erkrankungen durch eine gesündere Ernährung, regelmäßigen Sport sowie durch Verzicht auf Tabak hätten vermieden werden können. Auch die Zahl der Diabetestoten ist laut WHO seit dem Jahr 2000 rasant angestiegen.

Ob Stoffwechselprozesse beschleunigt oder verlangsamt ablaufen, hängt davon ab, von welchen Hormonen unser

Körper zu viel oder zu wenig ausschüttet. Da Stoffwechselstörungen fast alle Organe betreffen können, sind die Folgen vielfältig:

Kohlenhydratstoffwechsel

- Die Aufnahme von Kohlenhydraten im Darm erfolgt zu schnell oder zu langsam.
- Die Glukoneogenese, also die Bildung von Glukose aus anderen Stoffen als Kohlenhydraten, wird gesteigert oder verringert.
- Der Abbau von Kohlenhydraten erhöht sich oder nimmt ab.

Insulin

- Der Insulinbedarf steigt oder sinkt insgesamt.

Proteinstoffwechsel

- Es kommt zu vermehrtem oder verringertem Eiweißabbau.

Fettstoffwechsel

- Es werden weniger oder mehr Fettsäuren zur Energiegewinnung aus den Fettzellen bereitgestellt.
- Speicherfett wird auf- oder abgebaut.
- Der Cholesterinspiegel steigt oder fällt ab.

Herz-Kreislauf-System

- Die Kontraktilität des Myokards, also die Kontraktionskraft und Koordination des Herzmuskels, wird erhöht oder verringert sich.

- Das Schlagvolumen, also der Blutvolumen-Ausstoß des Herzens pro Schlag, steigt oder sinkt.
- Die Herzfrequenz, also die Schlaghäufigkeit des Herzens pro Minute, nimmt ab oder zu.
- Die Blutdruckamplitude, die Differenz zwischen dem Spitzenwert und dem unteren Wert bei der Blutdruckmessung, vergrößert oder verkleinert sich.

Im Alltag sind die ersten Anzeichen für einen gestörten Stoffwechsel viel weniger spektakulär, und viele Menschen schieben sie auf ihr stressiges Leben. Aber länger andauernde Müdigkeit oder gar Erschöpfung, eine starke Gewichtszunahme in kurzer Zeit und permanent schlechter Schlaf können erste Hinweise darauf sein, dass metabolisch etwas nicht stimmt. Spätestens dann sollten Sie aktiv werden. Es gilt wie fast immer: Proaktiv ist besser! Kümmern Sie sich ab jetzt um Ihren Stoffwechsel, damit er möglichst gar nicht erst entgleist oder aber bald wieder ins Lot kommt. Wie es um Ihren Metabolismus steht, können Sie mit dem folgenden Test herausfinden.

TEST

Wie steht es um Ihren Stoffwechsel?

Sie wissen nun, wie schwerwiegend sich Unregelmäßigkeiten des Stoffwechsels auswirken können. Vielleicht haben Sie bereits Beschwerden bei sich wiedererkannt. Mit diesem Test können Sie herausfinden, ob Ihr Stoffwechsel reibungslos funktioniert oder vielleicht in einzelnen Bereichen gestört ist. Kreuzen Sie ganz spontan nur die Antworten an, die auf Sie zutreffen.

Energie

1 Sind Sie schnell angespannt, müde und fühlen sich energielos?

- ☐ Ja, ich fühle mich richtig erschöpft, bin ständig müde und schlafe überall ein. (0)
- ☐ Nein, ich habe genügend Energie für den Tag und bin morgens fast immer fit. (2)
- ☐ Es geht so. An vielen Tagen der Woche bin ich richtig fertig. Dann habe ich keine Lust mehr, etwas zu unternehmen. Aber ich habe auch Tage, an denen ich voller Tatendrang bin. (1)

INFO So berechnen Sie den BAI

Der Body-Mass-Index (BMI) ist ein bekanntes Maß zur Einstufung unseres Gewichts in Relation zu unserer Körpergröße. Er errechnet sich aus dem Körpergewicht geteilt durch das Quadrat der Körpergröße. (Ein 1,80 m großer Mensch mit einem Gewicht von 70 kg hätte demzufolge einen Body-Mass-Index von 21,6 (70/(1,80 × 1,80) = 21,6)).
Allerdings ist der BMI mit Vorsicht zu genießen und gerade für den Stoffwechsel keine gute Leitlinie, denn eine Auskunft über die Zusammensetzung unserer Körpermasse gibt dieser Wert nicht. Bei der BMI-Messung werden Fett- und Muskelmasse nämlich gleich bewertet. Das führt dazu, dass sogar durchtrainierte Athletinnen und Athleten als übergewichtig oder sogar adipös eingestuft werden. Um einiges aussagekräftiger für unsere Gesundheit ist der Body-Abdomen-Index (BAI).
Er ist ein guter Maßstab zur Bewertung des Körpergewichts in Hinblick auf das gesundheitliche Risiko von Übergewicht, weil er auch die Muskelmasse berücksichtigt. Dazu messen Sie zunächst Ihren Taillenumfang. Der Mess- und Ablesepunkt liegt auf der Mitte zwischen der letzten Rippe und dem Beckenknochen, in der Regel zwei bis drei Zentimeter oberhalb des Bauchnabels. Dann bestimmen Sie das Verhältnis von Taillenumfang zur Körpergröße:
Taillenumfang : Körpergröße in cm = BAI
Bewertung: Risiken für die Gesundheit liegen vor, wenn:

- bei einem Alter unter 40 Jahren der Wert über 0,50,
- zwischen 40 und 50 Jahren der Wert über 0,53,
- bei über 50 Jahren der Wert über 0,55 liegt.

Gewicht

2 Haben Sie in den letzten Monaten für Ihre Verhältnisse recht viel zugenommen, ohne dass Sie mehr gegessen haben?

- ☐ Nein, mein Gewicht ist seit Jahren stabil und so bin ich auch zufrieden. (2)
- ☐ In letzter Zeit muss ich schon mehr aufpassen als früher. Wenn ich einmal mehr esse, dann sehe ich das sofort auf der Waage. (1)
- ☐ Ja, ich weiß auch nicht, warum, aber in den letzten sechs Monaten habe ich ganz schön zugelegt (mindestens fünf Kilogramm). (0)

3 Haben Sie einen erhöhten BAI? (Hinweis: Je höher der Fettanteil im Körper ist, umso größer ist der Einfluss des Fetts auf die Hormonregulation. Fett ist nämlich keine »passive«, sondern eine gar »hochaktive« Substanz, ganz besonders das Speicherfett am Bauch.)

- ☐ Ja. (0)
- ☐ Ich bin genau auf der Grenze. (1)
- ☐ Nein. (2)

Diabetes und Cholesterin

4 Nehmen Sie Medikamente gegen Diabetes oder Cholesterin?

- ☐ Nein, bei mir ist alles okay, sagt mein Arzt. (2)
- ☐ Ja, ich muss sie täglich nehmen. (0)
- ☐ Bei den ärztlichen Untersuchungen liege ich im Grenzbereich. Mein Arzt riet mir schon, medikamentös vorzugehen, aber ich nehme noch nichts regelmäßig ein. (1)

Biorhythmus

5 Leben Sie im Tag-Nacht-Rhythmus, oder haben Sie sehr »unangenehme« Arbeitszeiten oder gar Wechselschichten?

- ☐ Ja, ich lebe im Tag-Nacht-Rhythmus, weil meine Arbeitszeiten klar geregelt sind. (2)
- ☐ Ich arbeite im Schichtdienst und daher oft in der Nacht. Dann versuche ich, tagsüber zu schlafen. (0)
- ☐ Insgesamt geht bei mir alles sehr geregelt zu. Manchmal mache ich aber die Nacht zum Tag, sodass ich 2- bis 3-mal pro Woche erst am frühen Morgen ins Bett komme. (1)

Bewegung

6 Aktivieren Sie regelmäßig (mindestens 3- bis 4-mal pro Woche) Ihren Körper und gehen wenigstens 30 Minuten spazieren, fahren mit dem Rad oder treiben Sport?

- ☐ Nein, ich bin überhaupt nicht aktiv. Für mich gilt das Motto: Bloß kein Sport! (0)
- ☐ Ja, ich bin ziemlich aktiv, und fast täglich mache ich irgendetwas an Bewegung oder treibe Sport. (2)
- ☐ Na ja, es könnte mehr sein, aber ich bemühe mich, mindestens 3-mal pro Woche für 30 Minuten aktiv zu sein. (1)

Schweißproduktion

7 Schwitzen Sie viel? (Hinweis: Eine zu starke Schweißproduktion deutet auf einen überaktiven Stoffwechsel hin.)

- ☐ Ja, ich schwitze richtig viel, auch wenn ich keinen Sport treibe. Die kleinste Anstrengung reicht. (0)
- ☐ Nein, bei mir ist alles in Ordnung. (2)
- ☐ Manchmal habe ich schon den Eindruck, dass ich zu viel schwitze. (1)

Auswertung

Frage	1			2		
Antwort	A	B	C	A	B	C
Punkte	**0**	**2**	**1**	**2**	**1**	**0**
Frage	3			4		
Antwort	A	B	C	A	B	C
Punkte	**0**	**1**	**2**	**2**	**0**	**1**
Frage	5			6		
Antwort	A	B	C	A	B	C
Punkte	**2**	**0**	**1**	**0**	**2**	**1**
Frage	7					
Antwort	A	B	C			
Punkte	**0**	**2**	**1**			
Gesamt						

Addieren Sie die Punkte Ihrer Antworten, und lesen Sie beim entsprechenden Ergebnis weiter:

Mehr als 10 Punkte

In Ihrem Körper scheint alles gut zu arbeiten. Viele Umstände können ihn aus dem Konzept bringen, und dann ist es nicht immer einfach, von den Folgen auf die Ursache zu schließen. Falls es Bereiche gibt, bei denen Sie noch nicht so gut abschneiden, sollten Sie zunächst dort nach den Gründen suchen.

10 bis 8 Punkte

Der Stoffwechsel sorgt dafür, dass alles, was Sie essen, verarbeitet, verbrannt und entsorgt wird. Es scheint so, als gäbe es bei Ihnen erste Anzeichen, dass dies nicht hundertprozentig funktioniert. Es ist noch nicht so schlimm, aber sorgen Sie dafür, dass es nicht schlechter wird. Überprüfen Sie Ihre Ernährung, und aktivieren Sie Ihren Stoffwechsel vor allem durch mehr Bewegung.

Weniger als 8 Punkte

Es gibt verschiedene Anzeichen, dass mit Ihrem Stoffwechsel nicht alles in Ordnung ist. Setzen Sie dort unbedingt an, um Missverhältnisse im Sinne einer guten Gesundheit zu ändern. Bewegung, Schlafen, Essen und Verdauen sind dabei zentrale Bestandteile, auf die Sie achten sollten. Wenn Sie nach einigen Wochen den Test wiederholen, werden Sie sicher ein besseres Ergebnis erzielen.

TIPP **Blutuntersuchung**

Wenn Sie genauer wissen möchten, wie es um Ihren Stoffwechsel bestellt ist, dann fragen Sie Ihren Arzt nach weiteren Untersuchungen. Die Laboruntersuchung der folgenden Parameter gibt Auskunft:
Leberwerte (GGT), Blutzucker, Ferritin, Triglyceride, Cholesterin LDL, Cholesterin HDL, Schilddrüsenhormone: T3 und T4.

Den Stoffwechsel unterstützen und Störungen vorbeugen

Stoffwechselprobleme sind kein unabwendbares Schicksal, sondern das Ergebnis unseres Lebensstils. Auch die Ausrede »Ich habe schlechte Gene« zählt nicht, wie die Epigenetik längst gezeigt hat (siehe Kasten Seite 27). Wir müssen uns also an die eigene Nase fassen. Aber genau das ist auch unsere Chance: Wir können viel tun, um unseren Stoffwechsel von vornherein gesund zu halten oder um ihn wieder in normale Bahnen zurückzulenken. Die drei großen Bereiche Bewegung, Ernährung und Regeneration wirken sich besonders nachhaltig auf den Metabolismus aus und bieten viele Möglichkeiten, um ihn zu beeinflussen. Deswegen habe ich meine Tipps und Empfehlungen für Sie auch auf drei Hauptkapitel aufgeteilt. In den folgenden Abschnitten dieses Buches finden Sie weitere Tests, die Ihnen genauer Auskunft darüber geben, wie es konkret in dem jeweiligen Bereich um Sie steht.

Wenn Sie im Test gut abgeschnitten haben, lesen Sie sich die nächsten Kapitel durch, und fragen Sie sich: Wo kann ich meinen Lebensstil noch ein wenig verbessern? Welche Veränderungen würde ich gern in Angriff nehmen? Worauf habe ich Lust? Probieren Sie ganz nach Neigung und Bedürfnissen aus.

War Ihr Testergebnis in einzelnen Gebieten eher schlecht, dann sollten Sie sich zunächst mit diesen Bereichen beschäftigen. Dort besteht der größte Handlungsbedarf, selbst wenn Sie darauf vielleicht keine große Lust

> **INFO Epigenetik: Wir können Gene an- und ausschalten**
>
> Während sich die Genetik mit der Zusammensetzung unserer Erbanlagen beschäftigt, erforscht die Epigenetik die molekularbiologischen Veränderungen der einzelnen Gene. Stellen Sie sich Ihren Gensatz als Lexikon vor. Sie lesen nicht das ganze Buch, sondern nur die Informationen, die Sie interessieren. Alle anderen sind zwar vorhanden, aber Sie ignorieren sie. So funktioniert auch die Zelle: Sie nutzt nur jene Infos, die sie benötigt. Die anderen werden durch biochemische Prozesse abgeschaltet: Nicht benötigten Genen wird zum Beispiel eine sogenannte Methylgruppe angehängt. Je mehr Methylgruppen an ein Gen geheftet werden, desto schlechter können diese Informationen abgelesen werden – der »überflüssige« Text wird quasi durchgestrichen und unlesbar gemacht. Grundsätzlich gilt, dass nur jene Gene abgelesen werden, die der Organismus auch benötigt für das Leben, das Sie aktuell führen. Verändern Sie Ihren Lebensstil, wirkt sich das also auch auf Ihre Erbanlagen aus.

haben. Aber der Spaß kommt oft beim Ausprobieren, und vor allem, wenn Sie merken, dass meine Anregungen funktionieren, wenn Sie beispielsweise besser schlafen und dadurch tagsüber mehr Energie haben oder sich mehr bewegen und dadurch fitter werden. Oder wenn Sie abnehmen und die Kleidung wieder passt, die bisher hinten im Schrank lag.

Falls Sie in allen Bereichen des Tests schlecht abgeschnitten haben, ist das überhaupt kein Grund zu verzweifeln oder den Kopf in den Sand zu stecken. Im Gegenteil: Wer von einem niedrigen Level kommt, kann seinen Stoffwechsel relativ schnell verbessern. Oft reichen dafür bereits kleine Veränderungen. Fangen Sie einfach dort an, wo es Ihnen leichtfällt und wo Sie mit einem guten Gefühl rangehen können. Nach und nach gehen Sie dann auch die anderen Bereiche an. Machen Sie nicht den Fehler, alles auf einmal verändern zu wollen. Das hält niemand lange durch. Gerade das Durchhalten ist aber für Sie wichtig: Es geht um eine langfristige Veränderung Ihres Lebensstils! Nur damit erreichen Sie wieder einen optimal funktionierenden Stoffwechsel und ein großes Plus für Ihre Gesundheit und Ihr Wohlbefinden.

In den folgenden Kapiteln erfahren Sie ganz konkret, wie Sie jeweils aktiv werden können.

Wenn Sie sich an meine 9 Regeln halten, sind Sie in puncto Stoffwechsel auf der sicheren Seite:

1. Regel: Bewegen Sie sich täglich mindestens eine halbe Stunde.
2. Regel: Sitzen Sie nicht länger als eine Stunde.
3. Regel: Sorgen Sie durch Ausdauertraining für mehr Zellkraftwerke.
4. Regel: Bauen Sie mehr Muskeln durch Sport auf.
5. Regel: Ernähren Sie sich im Biorhythmus.
6. Regel: Essen Sie so viel, wie Ihre Zellen verbrauchen.
7. Regel: Trinken Sie täglich genug Wasser.
8. Regel: Achten Sie darauf, genug zu schlafen.
9. Regel: Sorgen Sie für Regeneration und Entspannung durch regelmäßige Pausen.

BEWEGUNG: DEN STOFFWECHSEL AUF TRAB BRINGEN

Vielleicht wundern Sie sich, warum ich die Bewegung und nicht die Ernährung an die erste Stelle setze, wenn es darum geht, den Stoffwechsel zu unterstützen und wieder in die richtigen Bahnen zu lenken. Der Grund ist so einfach wie bedeutend: Der Stoffwechsel der meisten Menschen verschlechtert sich, weil sich durch mangelnde körperliche Aktivität ihre Muskelmasse nach und nach durch Fettmasse ersetzt! Für den Stoffwechsel jedoch ist die Anzahl der aktiven Körperzellen wichtig, und diese ergeben sich aus der Muskelmasse. Schließlich sind es die Muskeln, die durch ihre Arbeit dafür sorgen, dass mit dem arteriellen Blut Sauerstoff und Nährstoffe in die Zellen gelangen und Abbauprodukte des Stoffwechsels mit dem venösen Blut aus den Zellen abtransportiert werden. So werden alle Zellen, Gewebe, Knochen und Knorpel ernährt und entgiftet. Zudem verbrennt jeder Muskel in den Minikraftwerken seiner Zellen, den Mitochondrien, Zucker und Fette. Daraus entsteht die Energie, die wir zum Leben benötigen: das Adenosintriphosphat oder kurz ATP. Die Muskulatur ist also der Motor unseres Stoffwechsels und verbraucht die Kalorien, die wir täglich beim Essen und Trinken zu uns nehmen. Außerdem beeinflussen aktive

Muskeln auch direkt den Stoffwechsel der Leber, was für die Entgiftung eine wichtige Rolle spielt, sowie des Gehirns und damit indirekt unsere Denkprozesse. Aus diesem Grund bezeichne ich die Muskulatur als unser größtes Stoffwechselorgan. Eine wichtige erste Regel lautet deshalb:

1. REGEL

Bewegen Sie sich täglich mindestens eine halbe Stunde.

Wenig Muskelmasse durch wenig Bewegung bedeutet automatisch wenig Stoffwechsel oder genauer formuliert: eine niedrigere Stoffwechselrate! Das gilt auch, wenn Sie sich gesund ernähren und dafür sorgen, sich ausgiebig zu regenerieren. Je älter wir werden, desto bedeutsamer wird die Muskulatur sogar für einen guten Stoffwechsel, um die Abbauprozesse des Alters zu bremsen. Zum Glück sind unsere Muskeln in jedem Alter trainierbar, sodass Sie jederzeit mit körperlicher Aktivität anfangen und selbst im hohen Alter davon profitieren können.

Neben ihrer bedeutenden Rolle für unseren Stoffwechsel erfüllen Muskeln noch zahlreiche andere wichtige Aufgaben für unseren Organismus:

- Muskeln bewegen uns.
- Muskeln geben dem Körper Stabilität und formen ihn.

- Muskeln umhüllen und schützen die inneren Organe und die Knochen.
- Muskeln produzieren Körperwärme: Frauen frieren schneller als Männer, weil sie etwa 15 Prozent weniger Muskelmasse haben.
- Muskeln verbrennen Nährstoffe und erzeugen Energie – auch wenn wir uns nicht bewegen (siehe Seite 112).
- Muskeln stärken das Immunsystem.
- Muskeln regeln die Funktion des Gehirns und lassen sogar die graue Substanz wachsen.
- Muskeln produzieren Botenstoffe, die sogenannten Myokine, die den Stoffwechsel von Organen wie Leber, Herz und Gehirn direkt anregen.
- Muskeln bauen Stress ab (siehe Seite 138).

Viele dieser Muskelfunktionen sind selbsterklärend. Auf ihre Funktionen in Zusammenhang mit den Bereichen Ernährung und Stress gehe ich später im Buch noch ein.

Hervorheben möchte ich an dieser Stelle jedoch die Myokine, die erst seit 2007 bekannt sind und für unsere Gesundheit eine enorm große Bedeutung haben. Mit Fug und Recht werden sie als »Heilstoffe der Muskulatur« bezeichnet, denn unsere Muskeln schütten sie nur bei Bewegung aus. Vermutlich gibt es etwa 3000 unterschiedliche Myokine, bekannt sind aktuell nur rund 600 von ihnen, und selbst die sind nicht bis ins Detail untersucht.

Man weiß, dass sie vielfältig auf Körper, Seele und Geist wirken und dass sie der Grund sind, warum Sport bei so vielen Krankheitsbildern positiv wirkt – von Diabetes über

INFO Muskelfakten

Wir alle besitzen 654 Muskeln, die bei einem etwa 70 Kilogramm schweren Mann normalerweise rund 30 Kilo wiegen. Der Anteil der Muskelmasse am Gesamtkörpergewicht sollte bei Männern etwa um 40 bis 50 Prozent und bei Frauen um 25 bis 35 Prozent liegen, damit sie gesund bleiben. Sportler oder Schwerstarbeiter, deren Muskulatur besonders gut ausgebildet ist, erreichen sogar Anteile bis zu 65 Prozent.

Krebs bis zur Depression. Die Heilstoffe der Muskeln unterstützen das Immunsystem, hemmen Entzündungen, fördern unser Erinnerungs- und Lernvermögen, optimieren den Fettabbau und noch vieles mehr. Wie viel Myokine ausgeschüttet werden, hängt von der vorhandenen Muskelmasse ab: Mehr Muskulatur bedeutet mehr Myokine! Ob Ausdauersport andere Botenstoffe freisetzt als Muskeltraining, wird vermutet, ist aber bisher nicht wissenschaftlich geklärt. Wenn Sie meinen Tipps folgen, ist das zum Glück egal, denn dann sind Sie in beiden Bereichen gut aufgestellt. Sicher ist, dass die Muskulatur diese heilenden Substanzen ausschließlich bei Bewegung freisetzt, nicht im Sitzen oder Liegen! Sind das nicht Gründe genug, mehrmals pro Woche körperlich aktiv zu werden?

Mit regelmäßigem Training, am besten mit einer Kombination von Ausdauer- und Krafttraining, verbessern Sie nicht nur Ihren Stoffwechsel nachhaltig, sondern auch Ihre Leistungsfähigkeit, Fitness und Gesundheit.

Keine Zeit, zu müde: Was spricht gegen mehr Bewegung?

Ich werde oft um Rat gefragt, doch wenn ich mehr körperliche Aktivität empfehle, kommt ein »Ja, aber«, und der innere Widerstand steht vielen Menschen ins Gesicht geschrieben. Manche haben sofort eine Ausrede parat, um auf Bewegung, Aktivität und Sport zu verzichten. Aber halten die gängigen Ausreden einer wissenschaftlichen Betrachtung stand?

- **Ich bin zu müde:** Müdigkeit wird durch körperliche Inaktivität verstärkt. Bewegung dagegen verringert das Müdigkeitsgefühl und verstärkt gleichzeitig das von Energie. Das haben Studien gezeigt. Außerdem fördert Bewegung den Schlaf, der wichtig ist, um sich ausgeruht zu fühlen.

- **Ich bin zu beschäftigt:** Gedächtnis, Lern- und Denkfähigkeit werden durch Aktivität gefördert, und dadurch wird die Produktivität gesteigert. Bei Bewegungsmangel passiert genau das Gegenteil.

- **Ich muss mich um meine Familie kümmern:** Eltern haben eine wichtige Vorbildfunktion für Kinder, und besonders Kinder brauchen viel Bewegung. Suchen Sie sich Aktivitäten, die Sie zusammen unternehmen können.

- **Ich habe Angst vor Verletzung:** Bei vielen Aktivitäten wie Gartenarbeit oder Spazierengehen ist das Verletzungsrisiko sehr gering.

- **Ich bin krank:** Bewegung ist eine wunderbare Medizin und wird sogar als Therapie bei vielen Krankheiten eingesetzt. (Natürlich muss sie spezifisch zur Krankheit ausgewählt werden.)

- **Ich habe keine Zeit:** Wie viele Stunden verbringen Sie vor dem Fernseher? Ist das, was Sie sich anschauen, wichtiger als Ihre Gesundheit?

War Ihre persönliche Ausrede dabei? Dann haben Sie jetzt hoffentlich einen anderen Blick darauf und werden körperlich aktiver. Seit ich denken kann, liebe ich es, mich zu bewegen und mich körperlich anzustrengen. Bewegung ist nicht nur als Sportwissenschaftler mein berufliches Thema, sondern auch fester Bestandteil meines Alltags: Ich gehe fast täglich eine Stunde joggen. Seit ich die 55 überschritten habe, schließe ich auch immer einige Kraftübungen an, um meine Muskeln zu erhalten. Alles, was ich Ihnen in diesem Kapitel empfehle, praktiziere ich also selbst und kann daher sagen, dass es machbar ist – auch bei einem ausgefüllten Alltag oder dichten Terminkalender.

TIPP Hören Sie auf Ihren Körper!

Manchmal ist uns so gar nicht nach Training, oder es läuft sehr schlecht. Dann sollten Sie ganz bewusst in sich hineinhören und – wenn es nicht der innere Schweinehund, sondern Ihr erschöpfter Organismus ist – auf die Bewegungseinheit verzichten oder sie auf viel niedrigerem Niveau durchführen. Wenn sich Ihr Immunsystem mit einer Infektion auseinandersetzen muss, sollten Sie nicht trainieren, besonders bei Fieber. In mehr als zwei Drittel aller Fälle geht einer entzündlichen Erkrankung des Herzmuskels (Myokarditis) ein grippaler Infekt der oberen Atemwege voraus.

Weniger Sitzen ist mehr: Aktivität im Alltag

Ob am Schreibtisch, im Auto, im Kino, zu Hause auf der Terrasse oder dem Sofa: Wir sind heute eine Sitzgesellschaft, und ausgerechnet die jüngeren Menschen, die früher die aktiveren waren, sitzen heute mehr als die älteren. Doch besonders das Dauersitzen macht krank: Seine negativen Auswirkungen sind so gravierend, dass die WHO 2020 ihre Mindestaktivitätsempfehlungen heraufgesetzt hat auf 5 × 60 Minuten (vorher nur 30 Minuten) pro Woche bei moderater Belastung. Nur wenn es ein sehr intensives Training ist, kann es laut WHO auch weniger sein. »Körperliche Aktivität aller Art und Dauer kann Gesundheit und Wohlbefinden stärken, aber mehr ist immer besser«, so Rüdiger Krech, Direktor für Gesundheitsförderung bei der WHO.

Unser Stoffwechsel ist darauf angewiesen, dass wir unsere sitzenden Tätigkeiten unterbrechen, uns recken und strecken, aufstehen, kurze Wege zum Kollegen, zur Toilette oder in die Küche machen, die Treppe statt des Lifts nehmen. Diese einfachen, kleinen Alltagsbewegungen verhindern, dass unser Metabolismus ins Koma fällt und nur noch auf ganz niedrigem Level arbeitet. Sie sorgen dafür, dass die Zellen durch die Muskelbewegungen zwischendurch mit frischem Blut und darüber hinaus mit Nährstoffen und Sauerstoff versorgt werden. Das klappt, wenn Sie die folgende Regel beherzigen:

2. REGEL

Sitzen Sie nicht länger als eine Stunde.

Probieren Sie es aus, und setzen Sie sich öfter mal anders hin. Kreisen Sie zwischendurch mit den Schultern und Armen. Rollen Sie nicht mit dem Stuhl zum Regal oder zum Drucker, sondern stehen Sie auf. Davon profitiert auch das Gehirn, dessen Versorgung genauso von Bewegung abhängt. Wir werden also am Schreibtisch nicht so schnell müde und bleiben länger leistungsfähig.

Wenn es beim Aufstehen ziept und zwickt, dann haben Sie zu lange gesessen! Dann sind Ihre Faszien verklebt und werden auseinandergerissen. Achten Sie besser auf sich, und vermeiden Sie das.

TIPP **Vielfach bewährt: Bewegung gegen Rückenschmerzen**

Vielsitzer klagen oft über Rückenschmerzen. Gerade dann scheinen Ruhe und Schonung das Richtige zu sein. Tatsächlich verschlimmern sich die Probleme dadurch erst: Entzündungen breiten sich vermehrt aus, die Versorgung des Rückens leidet. Die Folge ist, dass sich Schmerzen festsetzen oder ausbreiten. Also sollte man bei Rückenschmerzen leichte Bewegungsreize setzen, denn Bewegung ernährt die Muskeln, löst ihre Anspannung und stimuliert das Immunsystem, das die Entzündungen besser bekämpfen kann.

Werden Sie kreativ und finden Sie Möglichkeiten, Ihren Alltag bewegter zu gestalten. Hier möchte ich Ihnen einige Beispiele und Tipps nennen.

Es gibt immer ein paar Kleinigkeiten, die wir beim wöchentlichen Großeinkauf vergessen haben und dann einzeln kaufen. Nutzen Sie solche Wege als Spaziergänge, denn Sie haben nicht viel zu tragen. Wenn Sie zur Arbeit, zum Einkaufen oder sonst wohin mit dem Auto oder dem Bus fahren, parken Sie weit weg von der Tür oder steigen Sie eine Station eher aus und gehen Sie den Rest der Strecke. Oder nutzen Sie das Fahrrad, und zwar ohne E-, sondern mit Ihrer eigenen Körperkraft.

Wenn Sie Ihr Essen zubereiten oder Ihre Zähne putzen, stellen Sie sich zwischendurch immer wieder auf die Zehenspitzen und bewegen Sie Ihre Fersen rauf und runter. Oder stehen Sie auf einem Bein – das schult nicht nur Ihr

Gleichgewicht: Die tiefen feinen Muskeln müssen mehr arbeiten, weil sie stabilisierend wirken.

Bewegen Sie beim Staubsaugen das Gerät nicht nur auf einer kleinen Strecke hin und her, sondern schieben Sie es ganz weit nach vorn, sodass Sie sich richtig strecken müssen. Gleiches gilt fürs Putzen von Tischen oder Böden: Statt sich auf kleine Abschnitte zu konzentrieren, strecken Sie sich über die Fläche. Wenn Sie die Türrahmen und Bücherregale abstauben, recken Sie sich bewusst ganz weit hoch.

Machen Sie bei langen Autofahrten alle neunzig Minuten eine Pause, und dehnen und bewegen Sie sich. Das ist auch gut für Ihre Aufmerksamkeit am Steuer und damit für Ihre Sicherheit.

TIPP Schritte zählen

Nutzen Sie einen Fitnesstracker, einen Schrittzähler oder eine Handy-App, um objektiv zu messen, wie viel Sie am Tag tatsächlich gehen. 10 000 Schritte wären schön, sind aber für viele Menschen zunächst nicht realistisch. Versuchen Sie dann, 2000 bis 3000 Schritte mehr zu machen als bisher, und tasten Sie sich so an die 10 000 heran.

Nehmen Sie die Treppe!

Diesen Tipp zur Bewegung im Alltag belächeln und unterschätzen viele: Doch Physiker ermittelten, dass Treppensteigen rund 7-mal anstrengender ist als Gehen oder leichtes Laufen auf ebener Strecke. Wer Stufe für Stufe einzeln nimmt, verbraucht etwa 8,5 Kilokalorien pro Minute. Verstärkt man das Ganze und nimmt jeweils zwei Stufen auf einmal, dann erhöht sich der Energieverbrauch auf 9,2 Kilokalorien pro Minute. Allerdings ist der Einstufen-Geher etwas länger unterwegs, weil er langsamer an Höhe gewinnt, und so verbraucht der langsamere Einstufen-Geher in der Summe mehr Energie. Unsere Studien an der Deutschen Sporthochschule Köln ergaben sogar, dass mindestens 40 Etagen pro Woche Treppensteigen, also etwa 6 Etagen pro Tag, das Herz-Kreislauf-System und den Stoffwechsel optimieren. Dadurch verbessern sich nachweislich Energieverbrauch, Herzfrequenz, Sauerstoffaufnahme und Muskulatur. Laut Statistik verlängert jede Stufe treppauf das Leben um 3 bis 4 Sekunden.

Diese Effekte können Sie ganz einfach jeden Tag mehrmals umsetzen: Bringen Sie Dinge zu Hause einzeln rauf oder runter, statt sie zu sammeln und auf einen Rutsch zu transportieren. Laufen Sie eine Treppe immer möglichst schnell hoch. Das bringt den Kreislauf zwischendurch kurz in Schwung. Sie dürfen danach ruhig aus der Puste kommen. Wenn Sie das öfter machen, werden Sie bald merken, dass Ihnen der Atem nicht mehr wegbleibt. Dann können Sie auch zwei Stufen auf einmal nehmen.

Die Treppe als Fitnessgerät

Sie können die Treppe auch ganz bewusst für ein Trainingsprogramm nutzen, und zwar bei jedem Fitnesslevel: Fortgeschrittene steigen beim folgenden Programm bei Woche 5 ein und gut trainierte Sportler bei Woche 9. Suchen Sie sich eine Treppe mit 20 Stufen und trainieren Sie an 3 Tagen pro Woche. Dazwischen lassen Sie jeweils einen Tag Pause, damit sich Ihr Organismus an die neue Belastung anpassen kann. Zum Aufwärmen gehen Sie immer die Treppe 3-mal in strammem Tempo und mit aktivem Armeinsatz hoch und locker wieder herunter. Dabei atmen Sie bewusst und lange aus.

2 bis 4 Wochen: Gehen Sie die Treppe 3-mal zügig mit aktivem Armschwung hoch und danach jedes Mal locker und langsam wieder hinunter. Danach machen Sie 30 Sekunden Pause: Lassen Sie die Arme währenddessen locker schwingen und heben Sie die Fersen abwechselnd wippend an. Wiederholen Sie das Ganze noch 2-mal, sodass Sie insgesamt 3 Durchgänge machen.

Ab Woche 5: Alles bleibt wie vorher, doch Sie laufen ab jetzt mit aktivem Fußabdruck hoch. Das fühlt sich an wie leicht gesprungen – und ist anstrengender.

Ab Woche 9: Sie machen alles wie in den letzten Wochen, nehmen aber nur noch jede zweite Stufe. Das aktiviert Ihre Gesäß- und Oberschenkelmuskeln stärker. Nach dem dritten Durchgang stellen Sie sich seitlich neben die erste

Stufe und setzen den rechten Fuß darauf, der linke bleibt am Boden. Dann gehen Sie leicht in die Knie und wechseln mit beiden Füßen für 15 bis 20 Sekunden immer wieder von der Fußspitze auf die Ferse und zurück. Schütteln Sie die Beine aus und wechseln Sie die Seite. Damit trainieren Sie die Kraft in Ihren Beinen.

Das Treppenprogramm ist auch ein guter Einstieg ins Ausdauertraining.

TEST

Wie gut ist Ihre Ausdauer?

Den 6-Minuten-Gehtest (6MGT) setzen Ärzte zur Beurteilung der Leistungsfähigkeit von Herz, Lunge und Kreislauf ein. Sie können ihn gut zu Hause selbst durchführen, um ein aussagekräftiges Bild Ihrer Ausdauer zu erhalten. Dazu ziehen Sie bequeme Kleidung und Schuhe an und suchen sich eine flache und möglichst gerade Wegstrecke. Dann gehen Sie, so zügig Sie können, 6 Minuten. (Nicht walken oder laufen!) Wie viele Meter haben Sie geschafft?

Unter 700 Meter: Sie sollten unbedingt etwas für Ihre Ausdauer tun! Nehmen Sie so oft wie möglich die Treppe und starten Sie mit dem Walkingprogramm auf den folgenden Seiten. Sie werden schnell Verbesserungen erreichen und spüren, wie gut sich das anfühlt.

700 bis 800 Meter: Damit liegen Sie als gesunder Mensch im Normbereich. Das ist allerdings die Minimalanforderung in puncto Ausdauer. Ich empfehle Ihnen regelmäßiges Walken oder Joggen, um diesen Bereich zu verbessern.

900 bis 1000 Meter: Um Ihre Ausdauer ist es gut bestellt. Achten Sie darauf, dass es so bleibt.

Über 1000 Meter: Sie sind sehr gut trainiert – herzlichen Glückwunsch und weiter so!

Mehr Mitochondrien

Wenn Sie eine gute körperliche Ausdauer haben, funktioniert Ihr Herz-Kreislauf-System gut, und Ihr Metabolismus läuft mit sehr großer Wahrscheinlichkeit rund, weil sich in fast all Ihren Zellen viele Mitochondrien befinden, die Ihnen Energie zur Verfügung stellen. Sollten Sie sich dagegen müde und kraftlos fühlen und keine Ausdauer haben, liegt die Ursache ziemlich sicher bei den Minikraftwerken Ihrer Zellen. Mitochondrien sind nämlich für die Erzeugung unserer Energie zuständig und versorgen uns damit in Form von ATP (Adenosintriphosphat) rund um die Uhr.

Da unsere Muskulatur für all unsere großen und kleinen Bewegungen reichlich Energie benötigt, enthalten Muskelzellen besonders viele Mitochondrien, und zwar immer angepasst an die Leistung, die wir von unserem Organismus fordern. So haben Ausdauersportler etwa doppelt so viele und auch deutlich größere, kräftigere Minikraftwerke als Nichtsportler. Letztere haben durchschnittlich maximal 1000 Mitochondrien, die Aktiven dagegen 2000 bis 3000. Dieses deutliche Plus sorgt für eine effiziente und dauerhaft höhere Aktivität des Stoffwechsels und damit für deutlich mehr Leistungsfähigkeit, und zwar nicht nur beim Sport, sondern auch im Berufs- und Familienalltag. Regelmäßiges Ausdauertraining steigert also die Anzahl der Kraftwerke in den Zellen durch Sprossung oder Wachstum. Ab dem 50. Lebensjahr bilden Sport und körperliche Aktivitäten die einzige Ressource, um diese positiven Veränderungen zu erreichen und Alterungsprozessen etwas entgegenzusetzen. Deshalb gilt für einen schwächelnden Stoffwechsel:

3. REGEL

Sorgen Sie durch Ausdauertraining für mehr Zellkraftwerke.

Mit regelmäßigem Ausdauertraining fördern Sie nicht nur Ihren Metabolismus (Cholesterinprofil, Glykogenspeicher, höherer Kalorienverbrauch und Weiteres), sondern erreichen auch:

- eine ökonomischere Atmung,
- eine allgemein verbesserte Durchblutung,
- die Verringerung von Blutdruck und Ruhepuls, eine Erhöhung des Schlagvolumens,
- die Vorbeugung gegen Herz-Kreislauf-Erkrankungen (Bluthochdruck, Diabetes mellitus, Schlaganfall, Herzinsuffizienz),
- eine Stärkung des Immunsystems,
- positive Wirkungen auf die Psyche (Steigerung des allgemeinen Wohlbefindens und Selbstwertgefühls, Verringerung von Depression und Angst),
- eine bessere Entspannungsfähigkeit und den Abbau von Stresshormonen,
- eine bessere Konzentrationsfähigkeit,
- eine allgemeine Steigerung der Belastbarkeit.

Ausdauer gezielt verbessern

Wer mit dem Ausdauertraining anfängt, hat oft ganz falsche Erwartungen. Es geht nicht darum, nach einem Jahr einen Halbmarathon zu laufen oder schnell und elegant wie ein Reh an den Spaziergängern vorbeizurennen. Untersuchungen haben ergeben, dass ein Großteil Hobbyläufer viel zu schnell unterwegs sind – und damit schaden sie ihrer Gesundheit mehr, als ihr zu nutzen. Moderates Training in gemäßigtem Tempo für den Stoffwechsel ist gefragt nach dem Motto: Laufen, ohne zu schnaufen. Sie sollten sich immer noch bequem dabei unterhalten können. So vermeiden Sie zum einen, Ihren Organismus zu überfordern, und zum anderen Frustrationserlebnisse, die damit unweigerlich verbunden sind und die Motivation killen. Der Spaß darf nicht auf der Strecke bleiben, denn nur mit Freude an der Bewegung schaffen Sie es, den Ausdauersport in Ihr Leben zu integrieren und 2- bis 3-mal pro Woche auszuüben.

Sie haben die Wahl zwischen den bekannten Ausdauersportarten Walken, Nordic Walken, Joggen, Radfahren und Schwimmen. Aber vielleicht möchten Sie auch lieber Inlineskaten, Aquajoggen oder Rudern. Da es am wenigsten Aufwand und Equipment erfordert und direkt vor der Haustür losgehen kann, empfehle ich Einsteigern das Walken und Joggen. Dabei lässt sich auch die Belastung am einfachsten dosieren. Sie brauchen nur gute passende Schuhe – lassen Sie sich im Fachhandel beraten! –, atmungsaktive Kleidung und möglichst eine schöne Strecke. Wenn Sie sich bisher eher wenig bewegt und leichte Gewichts- oder Gelenkprobleme haben, starten Sie mit dem Walken und wechseln

Trainingsaufbau Joggen

Phase	Dauer	Intensität
Phase 1 (2 bis 4 Wochen, je 2- bis 3-mal pro Woche)	40 Minuten	2-mal 5 Minuten Walken, mittleres Tempo 2-mal 10 Minuten Joggen, lockeres Tempo Abschluss: 5 Minuten Gehen, 5 Minuten Dehnen
Phase 2 (2 bis 4 Wochen, je 2- bis 3-mal pro Woche)	35 Minuten	2-mal 5 Minuten Walken, mittleres Tempo 1-mal 20 Minuten Joggen, lockeres Tempo Abschluss: 5 Minuten Dehnen
Phase 3 (3 Wochen, je 2- bis 3-mal pro Woche)	55 Minuten	2-mal 20 Minuten Joggen, lockeres Tempo 1-mal 5 Minuten Walken, mittleres Tempo Abschluss: 5 Minuten Gehen, 5 Minuten Dehnen
Phase 4 (3 Wochen, bevor Sie sich weiter steigern, oder für immer je 2- bis 3-mal pro Woche)	55 Minuten	45 Minuten Joggen, lockeres Tempo Abschluss: 5 Minuten Gehen, 5 Minuten Dehnen

zwischen Gehen und Walken hin und her. Orientieren Sie sich dabei an diesem Trainingsaufbau fürs Joggen und ersetzen die Walk-Phasen durch Gehen und die Laufphasen durch Joggen. Wenn Sie die Belastung der Phase 4 sicher durchhalten, entscheiden Sie, ob Sie es nach dem Plan mit dem Joggen versuchen oder lieber weiterhin regelmäßig walken möchten.

So steuern Sie Ihre Belastung

Egal, für welche Form von Ausdauertraining Sie sich entscheiden: Auf jeden Fall sollten Sie sich deutlich angestrengt fühlen. Sie können Ihr Tempo und damit Ihre Belastung nach Ihrem ganz persönlichen Empfinden mithilfe der Borg-Skala steuern. Diese Skala orientiert sich an der Herzfrequenz, das heißt 6 meint 60, 7 meint 70 Schläge etc. pro Minute. Und je höher die Herzfrequenz, umso höher ist die Belastung (siehe Zahlen).
Sie sollten sich immer ungefähr im Bereich von »etwas anstrengend« bis »anstrengend« befinden. »Schwer« und mehr sollte es jedoch nicht sein, denn Sie wollen die Mitochondrien fordern und den Metabolismus auf Trab bringen.

Wenn Sie Ihr Ausdauertraining lieber genauer mit einem Fitnesstracker kontrollieren möchten, dann können Sie mit der folgenden Formel Ihren maximal erreichbaren Puls (HFmax) errechnen:

- Untrainierte Frauen: HFmax = 211 – (0,65 × Lebensalter)
- Untrainierte Männer: HFmax = 205 – (0,65 × Lebensalter)

- Trainierte Frauen: HFmax = 211 – (0,5 × Lebensalter)
- Trainierte Männer: HFmax = 205 – (0,5 × Lebensalter)

Das Ergebnis stellt Ihre Obergrenze der Belastung dar.

Die Borg-Skala

Belastungsstufe	Subjektives Empfinden
6	
7	Sehr, sehr leicht
8	
9	Sehr leicht
10	
11	Leicht
12	
13	Etwas anstrengend
14	
15	Anstrengend
16	
17	Sehr schwer
18	
19	Sehr, sehr schwer
20	

TEST

Wie kräftig sind Ihre Muskeln?

Mit diesem Test überprüfen Sie die Leistungsfähigkeit Ihrer Muskeln. Darüber hinaus können Sie feststellen, ob bei Ihnen schon erste Anzeichen von Muskelschwund sichtbar sind. Außerdem können Sie die Übungen hervorragend in Ihr Training integrieren und damit immer wieder überprüfen, wie sich Ihre Leistung entwickelt. Die folgenden Übungen »Aufstehen, hinsetzen«, »Nähmaschine« und »Waage« eignen sich auch wunderbar für zwischendurch im Büro.

Versuchen Sie, die folgenden Testaufgaben nach einer kurzen Erwärmung (zum Beispiel 5 Minuten in mittlerem Tempo auf der Stelle laufen) bestmöglich durchzuführen.

Aufstehen, hinsetzen

1 Stellen Sie Ihre Füße etwa schulterbreit auseinander und setzen Sie sich auf die vordere Kante eines Stuhls. Der Winkel zwischen Ober- und Unterschenkel beträgt etwa 90 Grad, die Arme hängen locker herunter. Wie oft können Sie hintereinander aufstehen, ohne mit den Armen Schwung zu holen?

(a) Frauen: weniger als 12-mal;
Männer: weniger als 15-mal

(b) Frauen: 12- bis 17-mal;
Männer: 15- bis 20-mal

(c) Frauen: mehr als 17-mal;
Männer: mehr als 20-mal

Kleine Sit-ups

2 Legen Sie sich auf den Rücken. Stellen Sie Ihre Fußsohle auf, die Kniegelenke sind im 90-Grad-Winkel gebeugt. Richten Sie nun Ihren Oberkörper mit nach vorn gestreckten Armen so weit auf, dass Ihre Fingerspitzen die Knie berühren. Wie viele Wiederholungen schaffen Sie in 40 Sekunden, ohne dass die Schulterblätter den Boden berühren?

(a) Frauen: unter 10 Wiederholungen;
Männer: unter 15 Wiederholungen

(b) Frauen: 10 bis 15 Wiederholungen;
Männer: 15 bis 20 Wiederholungen

(c) Frauen: mehr als 15 Wiederholungen;
Männer: mehr als 20 Wiederholungen

Flieger

Legen Sie sich auf den Bauch. Die Zehenspitzen stehen auf dem Boden. Richten Sie den Blick während der gesamten Aufgabe auf den Boden. Legen Sie nun die Hände an den Hinterkopf und richten Sie Ihren Rumpf auf.

3 Wie lange können Sie diese Position halten, ohne dass Ihre Muskulatur anfängt zu brennen oder zittern?

(a) Frauen: unter 5 Sekunden;
Männer: unter 10 Sekunden

(b) Frauen: 5 bis 10 Sekunden;
Männer: 10 bis 15 Sekunden

(c) Frauen: mehr als 10 Sekunden;
Männer: mehr als 15 Sekunden

Nähmaschine

4 Setzen Sie sich auf einen Stuhl und markieren Sie (beispielsweise mit Kreide, Klebeband oder einem Lineal) senkrecht eine Linie auf dem Boden. Tippen Sie so schnell wie möglich mit beiden Beinen innerhalb von 15 Sekunden von Seite zu Seite. Wie viele Kontakte schaffen Sie, ohne die Linie zu berühren?

(a) Frauen: unter 20 Kontakte;
Männer: unter 25 Kontakte

(b) Frauen: 20 bis 30 Kontakte;
Männer: 25 bis 35 Kontakte

(c) Frauen: mehr als 30 Kontakte;
Männer: mehr als 35 Kontakte

Liegestütz

5 Legen Sie sich auf den Bauch. Platzieren Sie die Hände parallel neben den Schultern. Die Fußspitzen sind hüftbreit aufgestellt. Atmen Sie ein, und drücken Sie sich mit der Ausatmung hoch, bis der gesamte Körper in der Luft eine gerade Linie bildet. Während der Bewegung halten Sie den Kopf in Verlängerung der Wirbelsäule mit Blick zum Boden, spannen Ihr Gesäß und Ihre Bauchmuskulatur aktiv an. Beugen Sie nun die Arme im Ellenbogengelenk, bis sich der gesamte gestreckte Körper knapp über dem Boden befindet. Strecken Sie sich aus der unteren Position mit der Ausatmung aus den Armen wieder nach oben bis in die Ausgangsposition, ohne die Körperspannung zu verlieren.

Als vereinfachte Variation stellen Frauen und »Anfänger« anstelle der Fußspitzen die Knie auf. Dabei sollte darauf geachtet werden, dass das Gesäß auch in Richtung Boden abgesenkt wird. Atmen Sie während der Übungen gleichmäßig weiter.
Wie viele Wiederholungen schaffen Sie? (Wegen der unterschiedlichen Durchführung nach Geschlecht gelten für Männer und Frauen die gleichen Werte.)
(a) unter 10 Wiederholungen
(b) 10 bis 20 Wiederholungen
(c) mehr als 20 Wiederholungen

Planke

6 Legen Sie sich auf den Bauch. Stützen Sie Ihre Unterarme im rechten Winkel zu den Oberarmen auf. Ihre Zehenspitzen stehen auf dem Boden. Ihr Blick bleibt zum Boden gerichtet. Heben Sie Ihren Oberkörper und Ihre Hüfte an, sodass sie mit den Beinen eine gerade Linie bilden. Wie lange können Sie Ihren Körper bei gleichmäßiger Atmung anheben?
(a) Frauen: weniger als 12 Sekunden;
Männer: weniger als 15 Sekunden
(b) Frauen: 12 bis 25 Sekunden;
Männer: 15 bis 30 Sekunden
(c) Frauen: mehr als 25 Sekunden;
Männer: mehr als 30 Sekunden

Waage

7 Nehmen Sie zwei 1,5 bis 2 Kilogramm schwere Hanteln (oder zwei entsprechend schwere Wasserflaschen) und stellen Sie sich aufrecht hin. Heben Sie Ihre Arme nun seitlich gestreckt in die Waagerechte. Wie lange können Sie die Position bei gleichmäßiger Atmung halten?

(a) Frauen: unter 8 Sekunden;
Männer: unter 10 Sekunden

(b) Frauen: 8 bis 15 Sekunden;
Männer: 10 bis 20 Sekunden

(c) Frauen: mehr als 15 Sekunden;
Männer: mehr als 20 Sekunden

Auswertung

Addieren Sie die Punkte Ihrer Antworten, und lesen Sie beim entsprechenden Ergebnis weiter:

a = ... × 0 Punkte = ...
b = ... × 1 Punkt = ...
c = ... × 2 Punkte = ...
Insgesamt: .... Punkte

Mehr als 11 Punkte

Ihre Muskulatur ist in einem sehr guten Zustand. Bleiben Sie so aktiv! Dann nutzen Sie Ihre Muskeln in ausreichendem Maß und beugen dem Muskelschwund vor. Trainieren Sie aber auch weiterhin alle übrigen Komponenten für eine gute Fitness. Dazu gehören neben Muskeltraining auch Ausdauer, Koordination und Beweglichkeit.

10 bis 8 Punkte

Ihre Muskeln sind in einem guten Zustand, auch wenn es bei Ihnen etwas mehr sein könnte und der innere Schweinehund vermutlich manchmal die Oberhand gewinnt. Achten Sie darauf, dass Ihre Aktivität besonders mit fortschreitendem Alter nicht weniger wird. Arbeiten Sie dem entgegen, indem Sie beispielsweise eine Trainingseinheit in der Woche mehr einlegen. Durch ein gezieltes und variables Muskeltraining können Sie systematisch Schwächen angehen, die Sie durch den Test entdeckt haben.

Weniger als 8 Punkte

Für Ihre Fitness und besonders für Ihre Muskeln tun Sie zu wenig, denn die Folgen eines Verlusts von Muskelmasse und den zugehörigen motorischen Einheiten zeigen sich bereits in Ihrem Ergebnis. Deshalb wird es Zeit, dass Sie körperlich aktiv werden. Durch ein variables Muskeltraining können Sie gezielt Schwächen angehen, die Sie durch den Test entdeckt haben. Ihre motorischen Einheiten werden dann wieder genutzt, Sie werden Muskulatur aufbauen und sich bald besser fühlen. Als »Nebeneffekt« verbessert sich auch noch Ihr Aussehen. Sind das nicht gute Aussichten? Starten Sie am besten jetzt gleich mithilfe der Übungen auf den Seiten 60 bis 69.

Mehr Muskelmasse

Je mehr Muskeln Sie haben und nutzen, desto mehr stoffwechselaktive Zellen haben Sie, desto mehr Mitochondrien können Energie verbrennen, desto mehr Myokine werden bei Bewegung ausgeschüttet, desto leistungsfähiger werden Sie insgesamt. Aus diesem Grund sind ein Krafttraining mit dem Ziel Muskelwachstum die wichtigste Methode, um einen »lahmenden« Metabolismus anzukurbeln und zu optimieren. Das ist nicht nur die wirksamste Vorbeugung gegen Herz-, Kreislauf- und Stoffwechselerkrankungen, sondern es kann auch ihre negativen Auswirkungen sehr wirksam begrenzen. Deshalb sollten Sie folgenden Ratschlag beherzigen:

4. REGEL

Bauen Sie mehr Muskeln durch Sport auf.

Denn wie bereits gesagt: Die Muskulatur ist unser wichtigstes metabolisches Organ, und daher ist eine ausgewogene Körperkomposition extrem wichtig: Das Verhältnis von Muskel- zu Fettmasse muss stimmen, damit der Metabolismus rundläuft!

Konkret bedeutet das: Der Anteil der Muskelmasse am Gesamtkörpergewicht sollte etwa um 40 bis 50 Prozent bei Männern und 25 bis 35 Prozent bei Frauen liegen, damit wir gesund bleiben.

Mein Tipp: Messen Sie Ihren Bauchumfang. Weniger als 80 Zentimeter bei Frauen und unter 94 Zentimeter bei Männern deuten auf eine gute Muskelmasse hin. Bei über 88 Zentimeter bei Frauen und 102 Zentimeter bei Männern hingegen wird es kritisch: Der Körperfettanteil ist deutlich zu hoch, und das Risiko für Herz-Kreislauf-Erkrankungen steigt ebenfalls.

Muskeltraining ist außerdem unverzichtbar, wenn Sie nachhaltig abnehmen möchten. Wer nur weniger isst, verliert nämlich neben Fett auch Muskeln. Für den Stoffwechsel ist das ein Drama! Deswegen muss für einen gesunden Gewichtsverlust immer auch die Muskulatur aktiviert werden, damit sich Ihre überschüssigen Fettdepots nach und nach in Muskelmasse umwandeln – das ist gesund und sieht gut aus!

INFO **Positive Wirkungen des Krafttrainings**

- Stärkung des passiven Bewegungssystems (Knochen, Knorpel, Sehnen und Bänder)
- Ausgleich muskulärer Ungleichgewichte
- Steigerung des Grundumsatzes, Aktivierung des Stoffwechsels
- Verbesserte Körperhaltung
- Prävention von orthopädischen Problemen
- Erhöhung der Knochenfestigkeit (Vorbeugung gegen Osteoporose)
- Straffung von Haut und Bindegewebe
- Einfachere Bewältigung von Alltagsaufgaben

Wichtig: Da Frauen grundsätzlich mit weniger Muskelmasse ausgestattet sind als Männer, ist für sie ein gezieltes Muskeltraining besonders sinnvoll und wirksam! Gerade mit Blick auf Fitness und Ästhetik, den Stoffwechsel und besonders auch hinsichtlich der hormonellen Veränderungen in den Wechseljahren sollten Sie über genügend Muskelmasse verfügen.

Das richtige Training für fitte Muskeln

Da unsere Muskeln aus unterschiedlichen Fasern bestehen, benötigen sie nicht nur Ausdauer-, sondern auch Krafttraining, um die Muskulatur als Ganzes zu trainieren:

- Die roten gut durchbluteten, aber langsamen Fasern, auch Slow-Twitch-Fasern genannt, brauchen Ausdauertraining.
- Die weißen, wenig durchbluteten, dafür schnellen Fasern (Fast-Twitch-, FT-Fasern) erreichen wir durch gezieltes Muskeltraining.

Beide Fasertypen sind in jedem Muskel in unterschiedlicher Verteilung enthalten, sodass wir Ausdauer und Kraft trainieren müssen, um unsere Muskulatur als wichtigstes Stoffwechselorgan umfassend zu pflegen. Denn beide Trainingsformen reizen unsere Muskeln auf unterschiedliche Art und Weise, sich an die jeweilige Belastung anzupassen. Mit den richtigen Übungsreizen beim Krafttraining – der Muskel muss brennen! – regen wir die betroffene Muskulatur dazu an, nachts, wenn der Baustoffwechsel läuft, mehr Eiweißbausteine einzulagern und zu wachsen. So steigt die Muskelmasse und verdrängt überschüssiges Fett. Dieses Muskelwachstum passiert nie während des Trainings, sondern immer zwischen den Einheiten, wenn der Organismus Zeit für den Zellumbau hat. Daher ist es nicht sinnvoll, jeden Tag dieselben Muskelgruppen zu trainieren. Ein Tag Pause dazwischen muss sein! Es reicht also, wenn Sie sich jeden zweiten Tag oder 3-mal pro Woche gezielt um Ihre Muskeln kümmern. Wer gern trainiert und mehr machen möchte, wechselt am besten zwischen der Muskulatur des Ober- und des Unterkörpers hin und her.

Muskeltraining für den ganzen Körper: die Übungen

Die folgenden Übungen schulen Ihren Körper umfassend, wenn Sie 3-mal pro Woche nur 5 davon korrekt, langsam – ohne Schwung! – und kontrolliert durchführen und die ausgewählten Übungen regelmäßig wechseln. Das nimmt nicht viel Zeit in Anspruch und wirkt trotzdem. Sie sollten sich dabei immer so belasten, dass Ihre Muskulatur bei der vorletzten Wiederholung »brennt«, sodass Sie gern aufhören möchten. Wenn Sie dann noch eine weitere Wiederholung machen, haben Sie den passenden Trainingsreiz gegeben. Der ist bei der gleichen Übung bei untrainierten Menschen natürlich viel schneller erreicht als bei trainierten. Deswegen sind die Angaben zu den Wiederholungen nur Richtwerte: Einsteiger machen anfangs vielleicht weniger, wenn der Muskel schon früher brennt, und Könner einige mehr, bis es für sie anstrengend wird. Vor allem, wenn Sie bisher kein gezieltes Muskeltraining gemacht haben, werden Sie – nach einem anfänglichen Muskelkater – schnell Erfolge feststellen. Nehmen Sie den Muskelkater sportlich: als Zeichen, dass Sie sich gut angestrengt haben und dass Ihre Muskulatur wächst.

Zehenstand

Mit dieser Übung stärken Sie Ihr Gleichgewicht, die Wadenmuskulatur und beugen Krampfadern vor, weil die Muskeln die Blutgefäße stützen.

- Stellen Sie sich vor eine Wand und verlagern Sie Ihr Gleichgewicht auf den vorderen Teil Ihrer Füße. Bei Bedarf können Sie sich an der Wand mit den Händen abstützen.
- Drücken Sie sich nun langsam so weit, wie es geht, nach oben auf die Zehenspitzen. Halten Sie diese Position kurz und senken Sie die Ferse langsam und kontrolliert wieder ab, ohne den Boden zu berühren.
- Wiederholen Sie das 15- bis 20-mal, bevor Sie die Fersen wieder abstellen.

Varianten: Führen Sie die Übung nur auf einem Bein durch. Oder suchen Sie sich eine Erhöhung (etwa die unterste Treppenstufe). Stellen Sie sich nur mit dem Vorfuß auf die Stufe, sodass Sie die Ferse weiter nach unten absenken können. Oder führen Sie jede Übung jeweils mit einem nach Ihrem Können bepackten Rucksack (5 bis 20 Kilogramm) durch.

Ausfallschritt

Sie stärken vor allem Ihre Muskeln am Gesäß und an der Oberschenkelvorderseite.

- Stellen Sie sich aufrecht hin. Die Hände sind in die Taille gestützt.
- Führen Sie einen großen Ausfallschritt nach vorn aus, sodass der Winkel des vorderen Knies beim Absenken in die Hocke etwas größer als 90 Grad ist.
- Das Körpergewicht liegt auf beiden Beinen, und der Körperschwerpunkt liegt zwischen den Beinen.
- Gehen Sie in die Hocke, sodass das hintere Bein mit dem Knie fast den Boden berührt. Der Oberkörper bleibt die ganze Zeit aufrecht, und das Knie des vorderen Beins reicht nicht über die Zehenspitzen hinaus.
- Halten Sie diese Position 10 Sekunden. Dann wechseln Sie die Seite.
- Trainieren Sie beide Beine 5-mal.

Achtung: Es geht hier nicht um die Dehnung der Leistenregion!

Squat

Für feste Oberschenkel und ein knackiges Gesäß sorgt der Squat, auch als Kniebeuge bekannt. Korrekt ausgeführt arbeiten rund 400 Muskeln.

- Stellen Sie sich gerade hin, die Füße schulterbreit auseinander.
- Strecken Sie die Arme waagerecht nach vorn.
- Atmen Sie ein und ziehen Sie dabei den Bauchnabel nach innen.
- Mit der nächsten Einatmung beugen Sie langsam die Beine so, als wollten Sie sich auf einen Stuhl setzen. Gehen Sie nicht tiefer als in einen 90-Grad-Winkel im Knie.
- Mit der Ausatmung strecken Sie die Beine langsam wieder.
- Wiederholen Sie die Übung insgesamt 10-mal.

Achtung: Der Rücken bleibt die ganze Zeit gerade und der Bauch angespannt.

Variante: Führen Sie die Kniebeugen jeweils auf einem Bein durch.

Brücke

Die Übung stärkt vor allem die Pomuskulatur und die Rückseite der Oberschenkel. Außerdem beugt sie Problemen in der unteren Wirbelsäule vor.

- Legen Sie sich auf den Rücken und stellen Sie die Beine auf. Die Füße stehen hüftbreit auseinander, und die Arme liegen locker neben dem Körper.
- Atmen Sie tief ein. Mit der Ausatmung kippen Sie Ihr Becken und rollen Wirbel für Wirbel nach oben, bis Ihr Oberkörper und Ihre Oberschenkel eine Linie bilden.
- Oben atmen Sie wieder ein und mit der Ausatmung rollen Sie langsam wieder herunter.
- Wiederholen Sie die Übung insgesamt 10-mal.

Tipp: Führen Sie die Übung langsam und bewusst aus, sodass Sie die einzelnen Wirbelkörper spüren. Genießen Sie das Gefühl des Rauf- und Runterrollens.

Varianten: Wenn Sie sich hochgerollt haben, strecken Sie ein Bein aus und verlängern die Körperlinie. Klappt das gut, können Sie das gestreckte Bein noch zusätzlich heben und senken.

Brückenstütz

Mit dieser Übung kräftigen Sie die Arm- und Schultermuskulatur.

- Setzen Sie sich aufrecht auf den Boden. Die Füße sind aufgestellt und die Beine 90 Grad angewinkelt.
- Stützen Sie Ihre Hände hinter Ihrem Oberkörper schulterbreit auf.
- Neigen Sie nun den Oberkörper so weit nach hinten, dass ein großer Teil Ihres Körpergewichtes auf den Händen ruht.
- Heben Sie das Gesäß an.
- Beugen und strecken Sie die Arme, und halten Sie den Rumpf stabil.
- Wiederholen Sie die Übung insgesamt 6-mal mit 1 Minute Pause nach den ersten drei Malen.

Variante: Wenn Ihre Handgelenke bei der Übung schmerzen, stützen Sie sich auf Ihre Fäuste.

Planke

Die Planke kennen Sie bereits vom Test auf Seite 54. Sie erfordert Spannung im ganzen Körper und sorgt für eine starke Körpermitte.

- Halten Sie die Planke im Training 10 Sekunden und senken Sie Ihren Körper dann langsam wieder ab.
- Wiederholen Sie die Übung 6- bis 10-mal.

Achtung: Der Körper hängt dabei nicht durch, und der Nacken ist gerade, der Blick nach unten gerichtet.

Variante: Wenn Sie diese Übung beherrschen, schieben Sie Ihren Körper in der Planke bei jeder Einatmung nach vorn und bei jeder Ausatmung nach hinten.

Liegestütz

Auch Liegestütz hatten wir bereits auf Seite 53 f. im Test. Es ist eine effektive Ganzkörperübung, deren Wirkung Sie besonders in der Arm- und Brustmuskulatur sehen werden.

Wiederholen Sie die Übung wie dort beschrieben 3-mal, machen Sie 1 Minute Pause und dann noch einmal 3 Liegestütz.

Achtung: Hängen Sie dabei nicht in den Schultern und/ oder im Rücken durch.

Variante: Untrainierte starten mit der Version für Frauen, und wenn die gut klappt, wechseln sie zum klassischen Liegestütz.

Crunch

Bei diesem Klassiker unter den Bauchübungen arbeitet Ihr gerader Bauchmuskel.

- Legen Sie sich auf den Rücken, und winkeln Sie die Beine an.

- Spannen Sie Ihre Bauchmuskulatur an.
- Heben Sie mit der Einatmung die Arme parallel zum Boden an, und strecken Sie sie mit der Ausatmung Richtung Füße. Dabei heben sich Ihr Kopf, Ihr Nacken und Ihre Schultern vom Boden ab. Rollen Sie langsam so weit hoch, dass Ihre Lendenwirbelsäule noch am Boden bleibt.
- Mit der Ausatmung rollen Sie sich langsam wieder ab, aber nicht bis ganz auf den Boden.
- Wiederholen Sie die Übung insgesamt 10-mal.

Achtung: Führen Sie die Übung langsam und kontrolliert durch, ohne Schwung. Becken und Beine bewegen sich nicht.

Variante: Wenn Sie diese Übung beherrschen, können Sie die Hände an den Kopf legen und jeweils ein Bein ausstrecken.

Hacker

Diese Übung lässt sich an jedes Fitnesslevel anpassen und trainiert den ganzen Körper – auch die tief liegenden kleinen Muskeln an der Wirbelsäule, die bei den meisten Übungen nicht mitarbeiten müssen.

- Stellen Sie sich mit schulterbreit geöffneten Beinen und leicht gebeugten Knien hin. Lassen Sie die Arme neben dem Körper hängen, und nehmen Sie die Unterarme im rechten Winkel nach oben, sodass die

Handflächen mit gestreckten Fingern zueinander zeigen.
- Nehmen Sie ein wenig Spannung auf, und heben und senken Sie Ihre Unterarme in kleinen, aber schnellen Bewegungen – als wollten Sie die Luft zerhacken. Die Arme sollten dabei nicht höher als zur Brust und nicht tiefer als zum Becken kommen.
- Machen Sie das 30 Sekunden lang. Legen Sie dann eine Pause ein, und beginnen Sie noch mal von vorn.

Varianten: Schieben Sie den Po nach hinten, neigen Sie den Oberkörper etwas nach vorn, und nehmen Sie die Arme neben dem Kopf hoch. Hacken Sie in dieser anstrengenderen Position mit den Armen.

Schwimmer

Mit dieser Übung trainieren Sie nicht nur Ihre Körperhaltung, sondern auch Oberarme, Oberschenkel und Gesäß.

- Legen Sie sich mit gestreckten, hüftbreit geöffneten Beinen auf den Bauch. Die Stirn liegt auf dem Boden. Strecken Sie die Arme nach vorn. Die Daumen zeigen nach oben. Ziehen Sie beim Ausatmen den Bauch ein, und beginnen Sie mit der Bewegung.
- Heben Sie ein Bein und den diagonalen Arm gleichzeitig langsam gestreckt an, und legen Sie beide ebenso langsam wieder ab.
- Wiederholen Sie das mit dem anderen Arm und Bein. Wechseln Sie 60 Sekunden lang kontrolliert immer

von einem diagonalen Arm-Bein-Paar zum anderen. Dann machen Sie 30 Sekunden Pause und noch 2 Durchgänge.

Variante: Beim klassischen Schwimmen heben Sie den Kopf, die Arme und die Beine ein wenig vom Boden ab und bewegen dann jeweils das diagonale Arm-Bein-Paar, ohne zwischendurch abzulegen. Je schneller Sie Arme und Beine bewegen, desto schwieriger wird die Übung. Aber: Achten Sie immer darauf, dass Ihr Rumpf ganz ruhig bleibt.

Seitliches Beinheben

Sie stärken die Oberschenkel und die äußere Hüfte, denn Sie trainieren die Abduktoren, die großen Muskeln seitlich an Hüfte und Oberschenkel.

- Legen Sie sich mit gestreckten Beinen auf die Seite, den Kopf auf dem unteren Arm und den oberen Arm vor der Brust aufgestützt.
- Spannen Sie die Bauchmuskeln an, und atmen Sie ein.
- Beim Ausatmen heben Sie das obere Bein gerade nach oben an und halten es einen Atemzug lang.
- Dann senken Sie das Bein wieder, aber ohne es ganz abzulegen.
- Wiederholen Sie das insgesamt 8-mal.

Variante: Heben Sie beide Beine gestreckt an, und senken Sie sie, ohne sie abzulegen.

Beliebte Sportarten für jedes Alter

Selbstverständlich trainieren Sie Ihre Muskeln nicht nur durch Kraftübungen, sondern auch mit Alltagsaktivitäten und anderen Sportarten. Doch wie oft sollten Sie andere Sportarten betreiben, damit Sie wirklich fit bleiben? Je nach Sportart nutzen wir die unterschiedlichen Muskeln nicht gleichmäßig stark: Dass der Schlagarm beim Tennis kräftiger ist als der andere Arm, leuchtet natürlich ein. In solchen Fällen ist es sinnvoll, die Ungleichgewichte durch das Training der vernachlässigten Muskelgruppen wieder in Balance zu bringen. Außerdem: Eignet sich Ihre Sportart auch fürs Alter? All diese Fragen beantwortet die folgende Tabelle. Zum Alter möchte ich noch einige konkrete Hinweise geben:

a. **Bis 30 Jahre:** Leistungsaufbau und -fähigkeit der Muskeln sollten im Vordergrund stehen. Die Teilnahme an Wettkämpfen motiviert für das regelmäßige Training. Bei Sportarten mit einseitigen Belastungen sollten Sie auf die Kräftigung beider Körperseiten achten, etwa beim Tennis, Badminton, Squash, Fuß- oder Handball.
b. **Bis 40 Jahre:** In diesem Alter fordern Beruf und Familie meist viel Zeit, und regelmäßige gezielte Bewegung wird vernachlässigt. Tragen Sie Trainingszeiten in Ihren Kalender ein, gehen Sie zu festen Kursen, Gruppen oder verabreden Sie sich, damit Sport eine feste Größe in Ihrem Leben bleibt.
c. **Bis 50 Jahre:** Jetzt fällt auf, dass der Stoffwechsel

langsamer wird: Fettpölsterchen werden sichtbar, die Bequemlichkeit siegt öfter, und die Kondition wird schlechter. Wenn Sie das bemerken, geben Sie sich damit nicht zufrieden, weil es allen so geht. Im Gegenteil: Werden Sie aktiver, reißen Sie Ihre Bekannten mit und werden Sie gemeinsam fit.

d. **Bis 65 Jahre:** Bei Frauen *und* Männern stellen sich die Hormone um. Weniger Östrogen bewirkt bei Frauen, dass sie seine knochenschützende Wirkung verlieren. Aus diesem Grund sind Belastungen mit dem eigenen Körpergewicht, die den Knochenstoffwechsel anregen, wichtig. Deshalb sollten Sie lieber wandern und laufen, statt zu schwimmen. Außerdem können Ihre Muskeln jetzt Eiweiß schlechter einlagern, sodass eine ausreichende Aufnahme von Proteinen wichtig ist. Bei Männern hebt Krafttraining den Testosteronspiegel an. Dazu sind intensive Belastungen nötig.

e. **Ab 65 Jahre:** Gerade in diesem Alter sollten Sie Ihren Bewegungsapparat durch ein ausgewogenes Training aus Ausdauer- und Kraftsport unbedingt belasten! Jetzt hat eine Unterforderung nachhaltige Folgen, weil der Körper Muskeln und Knochen schneller abbaut als in jungen Jahren, und das beeinflusst die Lebensqualität erheblich. Die Ausrede, keine Zeit zu haben, gilt in diesem Alter schließlich nicht mehr! Sie können auch jetzt noch mit Sport anfangen, sollten es aber behutsam tun. Viele Fitnessstudios, Bildungseinrichtungen und Sportvereine bieten Kurse für Ältere an. Ein ärztlicher Check-up vorweg gibt Ihnen Sicherheit.

Die Tabelle gibt einen Überblick zu beliebten Sportarten, welche die Muskulatur gezielt aufbauen oder sie im Ganzen wirkungsvoll kräftigen können. Viele der aufgeführten Sportarten eignen sich auch für die Altersgruppe ab 65 Jahren. Wichtig ist es in jedem Alter, die Trainingshäufigkeit und -intensität ganz allmählich zu steigern.

Gezielter Muskelaufbau in jedem Alter

Sportart	Muskelaufbau Oberkörper	Muskelaufbau Unterkörper	Muskelerhalt Oberkörper	Muskelerhalt Unterkörper	Altersgruppe	Trainingseinheiten pro Woche*
Sportspiele						
Badminton	(X)e	X	(X)e	X	a b c d	2–4
Basketball	–	X	–	X	a b c d	2–4
Fußball	–	X	–	X	a b c d	2–4
Hockey	(X)	X	(X)e	X	a b c d	2–4
Squash	(X)	X	(X)e	X	a b c	1–3
Tennis	(X)	X	(X)e	X	a b c d	2–4
Volleyball	(X)	X	(X)	X	a b c d	2–4

Sportart	Muskelaufbau Oberkörper	Muskelaufbau Unterkörper	Muskelerhalt Oberkörper	Muskelerhalt Unterkörper	Altersgruppe	Trainingseinheiten pro Woche*
Fitnesssport						
Aerobic (high/low)	–	X	–	X	a b c d	2–4
Aquajogging	–	–	X	X	a b c d e	3–5
Gymnastik	X	X	X	X	a b c d e	2–4
Fitness-Geräte-training	X	X	X	X	a b c d e	1–3
Spinning	–	X	–	X	a b c d	2–4
Jazzdance	–	X	–	X	a b c d	2–4
Pump	X	X	X	X	a b c	1–3
Step Aerobic	–	X	–	X	a b c d e	1–3
Tae Bo	X	X	X	X	a b c	1–3
Rückentraining	X	–	X	–	a b c d e	2–4

Sportart	Muskelaufbau Oberkörper	Muskelaufbau Unterkörper	Muskelerhalt Oberkörper	Muskelerhalt Unterkörper	Altersgruppe	Trainingseinheiten pro Woche*
Erlebnis-/Gesundheitssport						
Inlineskating	–	X	(X)	X	a b c d e	2–4
Jogging/Laufen	–	X	–	X	a b c d e	2–7
Walking **Nordic Walking**	–	X	–	X	a b c d e	4–7
Klettern	X	X	X	X	a b c d e	1–3
Mountainbike	–	X	–	X	a b c d e	1–3
Radfahren	–	X	–	X	a b c d e	3–5
Schwimmen	X	X	X	X	a b c d e	3–5
Skilanglauf	X	X	X	X	a b c d e	3–5
Tanzen	–	–	–	X	a b c d e	3–7
Wandern **Spazierengehen** **mind. 30 Min.**	–	–	–	X	a b c d e	3–7

* Angaben für Einsteiger. Legende: X = ja; (X) = bedingt; (X)e = einseitiger Effekt; – = kein Effekt / Altersgruppe: a = bis 30 Jahre.; b = bis 40 Jahre.; c = bis 50 Jahre.; d = bis 64 Jahre.; e = ab 65 Jahre.

ERNÄHRUNG: LECKERES UND GESUNDES FÜR DIE ZELLEN

Sie essen gern Spargel, Zwiebeln oder Bohnen? Diese drei gehören zu den Lebensmitteln, die uns die Arbeit des Stoffwechsels sehr anschaulich vor Augen oder besser vor die Nase führen: Er wandelt komplex zusammengesetzte Nahrungsmittel in ihre kleinsten Bestandteile um – bis hin zu Gerüchen. Aus diesem Grund denken die meisten Menschen beim Metabolismus auch zuerst an die Ernährung. Tatsächlich ist diese für einen funktionierenden Metabolismus von enormer Bedeutung, denn alles, was wir essen, wirkt sich vor allem auf unser Zellsystem aus. Bekommen unsere Zellen den für sie überlebenswichtigen »Rohstoff« nicht, so werden sie über kurz oder lang entweder ihre Funktion einstellen oder verkümmern – im schlimmsten Fall sogar – sterben. Am besten funktioniert unser Stoffwechsel, wenn er jeden Tag die nötigen Nährstoffe und etwa gleich viel Energie aufnimmt, und zwar optimalerweise in der Menge, die er verbraucht. Wer mehr isst und trinkt, wird dicker, weil sein Körper die überschüssige Energie für schlechte Zeiten speichert. Ein, zwei oder drei Kilos zu viel sind kein Beinbruch. Wenn jedoch die Fettdepots immer größer werden und die Muskeln – das sind bekanntlich unsere Stoffwechselaktivatoren – verdrängen, dann haben Sie ein schwerwiegendes Problem. Ein Problem, das sich in unserer Gesellschaft immer mehr verbreitet, weil Süßigkeiten, Snacks, Fertiggerichte und Fast Food, die viel Fett, Zucker und Zusatzstoffe enthalten, immer beliebter werden. Das schadet unserem Stoffwechsel doppelt:

- durch zu viel Energie. Diese überschüssigen Kalorien führen zu Übergewicht.
- durch zu wenige Vitalstoffe. Wenn notwendige Nährstoffe fehlen, führt dies zu einer Unterernährung der Zellen.

Für einen gut funktionierenden Stoffwechsel müssen die Qualität und die Quantität unserer Nahrung und Getränke stimmen! Diese beiden Bereiche steuern Sie immer selbst! Sie haben es also in der Hand, ob Ihr Metabolismus bekommt, was er braucht. Im folgenden Test können Sie überprüfen, wie es um Ihre Zellernährung bestellt ist.

TIPP **Hören Sie auf Ihren Körper!**

Bei allen Ernährungstipps, die ich Ihnen gebe, sollten Sie immer auch auf Ihren Körper hören. Manche Menschen vertragen Vollkorn oder Rohkost einfach nicht gut. Dann sollten Sie darauf verzichten und auf anderes hochwertiges, aber für Sie bekömmliches Essen zurückgreifen. Denn letztlich geht es darum, dass es Ihnen gut geht.

TEST

Wie steht es um die Ernährung Ihrer Zellen?

Mit dem folgenden Test können Sie herausfinden, wie gut Ihre Zellen ernährt sind und ihre Aufgaben im Stoffwechsel erfüllen können.

1 Leiden Sie häufig unter Verstopfung oder unregelmäßigem Stuhlgang?

- ☐ Nein, ich kann fast täglich ohne Probleme zur Toilette. (2)
- ☐ Ja, recht häufig geht tagelang gar nichts. (0)
- ☐ Ab und zu, vor allem wenn ich »gesündigt« habe, kann es schon mal sein, dass ich zwei oder drei Tage hintereinander nicht kann. (1)

2 Haben Sie, wenn Sie Stuhlgang haben, recht häufig Durchfall?

- ☐ Nein, Durchfall habe ich fast nie. (2)
- ☐ Durchfall habe ich zwar nicht, aber der Stuhl ist sehr breiig und weich. (1)
- ☐ Ja, Durchfall habe ich öfter. (0)

3 Nehmen Sie Abführmittel?

- ☐ Nein, das kommt mir nicht ins Haus. (2)
- ☐ Ja, sonst geht nichts. (0)
- ☐ Manchmal muss ich nachhelfen. (1)

4 Kennen Sie längere Zeiten chronischer Müdigkeit?

- ☐ Nein, ich fühle mich fit und ausgeglichen. (2)
- ☐ Ja, es gibt Phasen, in denen ich Müdigkeitsattacken habe, die ich mir nicht erklären kann. (0)
- ☐ Es kommt vor, dass ich in Zeiten besonderer Belastung nicht immer gut schlafe. (1)

5 Leiden Sie häufig nach dem Essen an intensiven Blähungen und auch Sodbrennen?

- ☐ Nein, bei mir ist alles völlig normal. (2)
- ☐ Ja, nach jedem Essen habe ich stundenlang ein Völlegefühl und danach regelmäßig starke Blähungen und auch Sodbrennen. (0)
- ☐ Manchmal schon. Hängt natürlich davon ab, was ich gegessen habe. Dann trinke ich einen Magenschnaps, und es wird besser. (1)

6 Essen Sie mehrmals in der Woche Fast Food?

- ☐ Ja, in der Woche esse ich täglich in der Mittagspause oder abends Fast Food. Das spart Zeit. (0)
- ☐ Etwa 1- bis 2-mal pro Woche gönne ich mir das schon. (1)
- ☐ Nein, das schmeckt mir nicht. Das esse ich nur, wenn es nicht anders geht. / Ja, aber nur etwa 1-mal im Monat. (2)

7 Trinken Sie über den Tag verteilt regelmäßig Wasser oder andere kohlensäurefreien Getränke?

- ☐ Nein, ich trinke zu wenig, und wenn, dann tagsüber meist Kaffee oder Cola. (0)
- ☐ Ja, ich nehme mir immer eine Wasserflasche mit und komme so leicht tagsüber auf zwei Liter. (2)
- ☐ Ich muss mich schon zwingen, viel zu trinken. Oft schaffe ich es auch nicht. Aber ich versuche es. (1)

Auswertung

Frage	1			2		
Antwort	A	B	C	A	B	C
Punkte	**2**	**0**	**1**	**2**	**1**	**0**
Frage	**3**			**4**		
Antwort	A	B	C	A	B	C
Punkte	**2**	**0**	**1**	**2**	**0**	**1**
Frage	**5**			**6**		
Antwort	A	B	C	A	B	C
Punkte	**2**	**0**	**1**	**0**	**1**	**2**
Frage	**7**					
Antwort	A	B	C			
Punkte	**0**	**2**	**1**			
Gesamt						

Zählen Sie nun die Punkte hinter Ihren Antworten zusammen, und lesen Sie beim entsprechenden Ergebnis weiter.

Mehr als 10 Punkte

Sie sorgen gut für Ihre Zellen. Diese können sich auf ausreichend Nährstoffe freuen und werden Sie dafür auch mit einem langen Leben und guter Arbeit belohnen. Achten Sie bitte darauf, dass es auch in Zukunft so bleibt. Kleine »Sünden« dürfen und müssen gelegentlich sein. Sie sollten aber nicht die Regel werden. Behalten Sie also Ihre ausgewogene Ernährung bei.

10 bis 8 Punkte

Bei Ihnen scheinen sich Phasen des Wohlbefindens und Phasen mit Magen-Darm-Problemen abzuwechseln, auch wenn Sie das noch nicht so bewusst bemerken. Versuchen Sie daher, öfter einige der folgenden Ratschläge umzusetzen und besonders säurehaltige Lebensmittel wie Kaffee und Alkohol, aber auch Nikotin und Stress zu vermeiden. All das kann die Magen-Darm-Beschwerden um einiges verschlimmern. Auch ein aktiver Lebensstil und ausreichend Flüssigkeitszufuhr unterstützen Ihre Verdauung sehr! Essen Sie außerdem langsam, genussvoll und gesund mit vielen Ballaststoffen.

Weniger als 8 Punkte

Passen Sie bitte ab sofort besser auf Ihre Verdauung auf. Achten Sie darauf, was Sie essen, und geben Sie Ihrem Magen und Darm das, was Sie brauchen. Trinken Sie mehr, und gehen Sie auf jeden Fall zu Ihrem Arzt. Meistens sind die Probleme harmlos. Aber die Zellen werden dadurch beeinträchtigt. Die Folge ist: Sie altern viel schneller, und das Risiko zu erkranken, steigt deutlich an. Das können Sie vermeiden.

TIPP **Sinnvolle Laboruntersuchungen**

Wenn Sie mehr wissen möchten, fragen Sie Ihren Arzt nach weiteren Untersuchungen der folgenden Parameter: Folsäure, Vitamin B_6, Vitamin B_{12}, Zink, Eisen, Selen, Magnesium, Darmökogramm (Darmkeimanalyse), Helicobacter-pylori-Tests (Atemluftprobe, Stuhlprobe).

Nährstoffe: Qualität ist das A und O!

Grundsätzlich halte ich wenig von Verboten und strikten Vorschriften, wenn es ums Essen geht. Auch für das Wort »sündigen« habe ich keinen Platz in meinem Sprachschatz. Schließlich esse ich selbst gern Schwarzwälder Kirschtorte und sage auch zu einem Glas guten Rotweins nicht Nein. Allerdings ist das eine Frage der Menge: Ab und an mit großem Genuss – alles gut! Jeden Tag aber, und vielleicht noch mehrere Portionen – ein No-Go! Dann verflacht nicht nur das Genusserlebnis – das Besondere, Exquisite wird alltäglich –, sondern die Inhaltsstoffe, die in solchen Mengen gesundheitsschädlich sind, machen sich negativ bemerkbar. Stetige Müdigkeit und schlechte Laune können die ersten

Folgen sein, sowie häufige Entzündungen und Infektionen, aber auch Krankheiten wie Osteoporose oder Anämie. Unser Stoffwechsel tut, was er kann, aber die einseitige Ernährung macht sich bemerkbar, denn für die Zellen bedeutet es faktisch eine Unterernährung, weil ihnen wichtige Stoffe fehlen. (Dabei ist es ziemlich egal, wie fett die Zellen inzwischen sind.)

Einen unterernährten Metabolismus können Sie ganz einfach vermeiden, indem Sie abwechslungsreich und hochwertig essen. Je vielfältiger Sie sich ernähren, desto wahrscheinlicher ist es, dass Sie alle nötigen Nährstoffe in ausreichender Menge bekommen. Wenn Sie innerhalb von zwei Wochen zwischen unterschiedlichen Gemüse- und Obstsorten, Kräutern, Kartoffeln, Nudeln, Getreide- und Milchprodukten sowie bei Bedarf Fisch und Fleisch wechseln, essen Sie lecker und versorgen Ihren Organismus mit reichlich Vitalstoffen. Das bedeutet außerdem konkret: Wenn wir jetzt einen genaueren Blick auf die Nährstoffe werfen und ich einzelne Lebensmittel hervorhebe, sollten Sie nicht nur noch diese essen – auch das wäre eine einseitige Ernährung.

Kohlenhydrate für den Energiestoffwechsel

Wurden lange die Fette als Dickmacher verteufelt, sind heute die Kohlenhydrate und »Low Carb« angesagt. Das ist aber genauso falsch wie früher »Low Fat«, denn Kohlenhydrate sind unsere wichtigsten Energielieferanten. Unser Gehirn zum Beispiel will als Energie nur Glukose,

INFO **Warum keine Fertigprodukte?**

Die Nahrungsmittelindustrie investiert viel Geld in die Entwicklung von Fertiggerichten. Damit diese aber bei Ihnen zu Hause so werden wie versprochen, müssen viele chemische Zusatzstoffe hinzugefügt werden. Die Palette reicht von Farb- und Aromastoffen über Stabilisatoren, die eine gewünschte Beschaffenheit möglichst lange erhalten, und Emulgatoren, die zwei eigentlich unmischbare Substanzen mischbar machen, bis hin zu Schaumverhütern und Konservierungsstoffen. Klingt das lecker oder gar gesund? Zusatzstoffe werden vor der Zulassung überprüft und müssen gesundheitlich unbedenklich sein. Aber ob sie das wirklich sind, wenn man sie regelmäßig zu sich nimmt, weiß niemand, denn es ist wissenschaftlich nicht überprüfbar. Auf **www.zusatzstoffe-online.de** können Sie nachschauen, welcher Stoff wofür verwendet wird.

die einfachste Form der Kohlenhydrate. Würden Sie ganz auf diese Nährstoffe verzichten, würde Ihr Organismus sie sich aus den Muskeln ziehen und diese dadurch zerstören. Die Muskulatur jedoch brauchen wir für einen fitten Stoffwechsel.

Kohlenhydrate sind also ein Muss! Doch es gilt, sie klug auszuwählen: Während die sogenannten komplexen Kohlenhydrate wertvolle und unverzichtbare Nahrungsbestandteile für Ihren Organismus sind, sollten Sie die einfachen Kohlenhydrate tatsächlich nur in Maßen genießen. Durch die unterschiedliche Zusammensetzung der Kohlenhydrate werden sie nämlich im Körper unterschiedlich verstoffwechselt.

Einfache Kohlenhydrate machen schneller dick

Einfache Kohlenhydrate setzen sich aus nur wenigen Molekülen Kohlenstoff, Wasserstoff und Sauerstoff zusammen. Dadurch kann der Organismus sie sehr schnell aufspalten und ihre Energie nutzen. Das bekannteste Beispiel ist Traubenzucker (Glukose): Er geht sofort ins Blut und gibt einen kurzen (!) Energieschub. Ab und zu gezielt eingesetzt, ist das kein Problem. Schwierig wird es, wenn Sie über den Tag verteilt immer wieder Süßes essen. Dann schwankt Ihr Blutzuckerspiegel stark rauf und runter, Ihr Verlangen nach Süßem steigt, und Sie greifen wieder zu. So viel Zucker kann Ihr Körper jedoch dauerhaft gar nicht verarbeiten. Also räumt er die überschüssigen Zuckermoleküle aus dem Blut, indem er sie in Fettsäuren umwandelt und auf den Hüften deponiert. Das führt langfristig nicht nur zu Übergewicht, sondern in vielen Fällen auch zu Diabetes Typ 2.

Komplexe Kohlenhydrate – eine gute Wahl

Ganz anders sieht es aus mit den komplexen Kohlenhydraten: Diese Mehrfachzucker setzen sich aus vielen Molekülen zusammen, sodass Ihr Körper damit mehr Arbeit hat, sie in Glukose zu verwandeln. Er braucht viel mehr Zeit, um die Moleküle aufzuspalten, und entlässt deshalb die einzelnen Zuckerbestandteile nach und nach ins Blut. So bekommen Ihr Gehirn und die anderen Strukturen wohl-

INFO **Fruchtzucker – auch nicht gesund**

Fruchtzucker oder Fruktose klingt sehr gesund, obwohl es sich dabei auch nur um einen Einfachzucker handelt. Im Unterschied zu anderen Einfachzuckern wird er direkt in der Leber verstoffwechselt und dort auch »geparkt«, wenn wir zu viel davon essen. Er verursacht dann also eine Fettleber. Da er schön süß ist und nach Vitaminen klingt, nutzt die Nahrungsmittelindustrie ihn für alles, was gesüßt werden muss, besonders für Joghurts und Limos. Lassen Sie sich davon nicht irreführen. Fruktose kommt zudem oft unter anderen Namen daher: Fruktosesirup, Fruktose-Glukose-Sirup, Fruchtsüße, Maltosesirup, Maisstärkesirup, Inulin oder Fructooligosaccharid.

Wenn es Fruchtzucker sein soll, dann sollte man ihn mit Obst zu sich nehmen – das liefert Ihnen auch noch Vitamine und Ballaststoffe. Damit ist es schwierig, die empfohlene Maximalmenge von 50 bis 70 Gramm Fruktose täglich zu überschreiten: Ein Apfel enthält etwa 12 Gramm, 100 Gramm Erdbeeren oder Trauben schlagen mit 6 beziehungsweise 16 Gramm zu Buche. Anders sieht es aus mit getrocknetem Obst und Frucht-Smoothies: Darin ist der Fruktosegehalt sehr konzentriert, sodass Sie sich damit auch besser zurückhalten.

dosiert und regelmäßig die nötige Energie. Auf diese Weise bleiben Sie leistungsfähig, und Sie verspüren keinen Heißhunger. Das ist ein Vorteil von Vollkornbrot und Müsli gegenüber Brötchen und Cornflakes, den Sie sofort spüren. Aber komplexe Kohlenhydrate haben noch andere wichtige Aufgaben im Körper.

High-Energy-Treibstoff

Kohlenhydrate sind die wichtigste Energiequelle Ihres Körpers. Sie sind schneller verfügbar als Fett, weil sie schneller verstoffwechselt und direkt in den Muskeln gespeichert werden. Sie sind also schon vor Ort, wenn Sie plötzlich zur Seite springen müssen, um nicht von einem Auto überfahren zu werden. Selbst wenn Ihr Organismus Fett als Energiequelle heranziehen will, benötigt er Kohlenhydrate, um die Fette überhaupt aus ihren Depots zu holen. Außerdem sind Kohlenhydrate die einzige Energiequelle, die Ihr Körper auch nutzen kann, wenn ihm nicht genug Sauerstoff zur Verfügung steht. Das ist der Fall, wenn Sie außer Atem kommen: Wenn Sie den Bus noch bekommen möchten, mit dem Fahrrad oder zu Fuß den Berg hochkeuchen ...

Nervennahrung

Wenn Sie in stressigen Situationen zum Schokoriegel greifen, ist das kein Zufall: Unsere Nervenzellen funktionieren ohne Kohlenhydrate nicht einwandfrei, können sie aber nicht speichern, sondern ziehen sie direkt aus dem Blut. Ist der Blutzuckerspiegel sehr niedrig, können Gehirn und Nerven nicht ausreichend mit Kohlenhydraten versorgt werden. Vor allem Frauen beschreiben oft das Gefühl, dass sich ihr Gehirn dann »abschaltet« und sie dringend etwas essen müssen. Wenn Sie zum Frühstück oder zum Mittagessen genügend komplexe Kohlenhydrate gegessen haben, kommt dieser Zustand normalerweise nicht vor.

Ballaststoffe – nur in Kohlenhydraten

In der Diskussion um Kohlenhydrate wird meist vergessen, wie wichtig sie für unsere Verdauung sind: Die langkettigen Kohlenhydrate enthalten Fasern, die nicht verdaut werden können, aber genau dadurch als sogenannte Ballaststoffe die Verdauung ankurbeln. Damit fördern sie auch die Nutzung der übrigen Vitalstoffe in der Nahrung. Außerdem füllen sie den Magen, ohne Kalorien zu liefern. So machen sie schneller satt und helfen, Übergewicht zu vermeiden. Da Ballaststoffe vor allem in Obst, Gemüse und Getreide enthalten sind, nehmen Sie mit ihnen gleichzeitig auch viele Vitamine und Mineralstoffe auf.

Mein Tipp: Achten Sie bei der Auswahl Ihrer Lebensmittel nicht nur auf einen Nährstoff, sondern auf das »Gesamtpaket« der Vitalstoffe.

Setzen Sie auf »Slow Carb«

Sie haben gesehen, dass wir auf Kohlenhydrate nicht verzichten können! Sie liefern uns Energie und viele wichtige Nährstoffe. Vergessen Sie also Low Carb und setzen Sie auf Slow Carb: Wählen Sie möglichst viele Lebensmittel mit komplexen Kohlenhydraten, zum Beispiel Gemüse, Hülsenfrüchte, Obst, vollwertige Getreideprodukte, Kartoffeln,

INFO

Meine 15 Top-Kohlenhydrat-Lieferanten

Die folgenden Lebensmittel enthalten nicht nur reichlich Kohlenhydrate, sondern auch viele andere Vital- sowie Ballaststoffe:

- Äpfel, ungeschält
- Aprikosen
- Artischocken (oder auch Auberginen, Gurken, Lauch, Paprika)
- Bohnen
- Erbsen
- Grapefruit
- Haferflocken (Vollkorn, ungezuckert)
- Naturjoghurt
- Orangen (oder auch Mandarinen, Birnen)
- Roggen-Vollkorn-Knäckebrot
- Schwarze Schokolade (80 % Kakao)
- Sojamilch
- Tomaten
- Vollkornbrot (Roggen)
- Vollkornnudeln, eifrei

Nüsse, für Ihre tägliche Ernährung aus. Solche Nahrungsmittel enthalten neben den Kohlenhydraten auch viele andere wertvolle Substanzen wie Vitamine, Mineralien und Ballaststoffe. Mit einfachen Kohlenhydraten aus Süßigkeiten, Schokolade und Limos sollten Sie dagegen sehr sparsam umgehen.

Weißmehlprodukte wie Brötchen, Kuchen und Nudeln lassen sich einfach durch Vollkornprodukte mit langkettigen Kohlenhydraten ersetzen, genauso wie weißer geschälter Reis durch Vollkornreis.

Überprüfen Sie außerdem die Fertigprodukte, die Sie oft verzehren: In Müsli, Ketchup, fertigen Soßen und Dips sowie in Fruchtjoghurt ist viel Zucker enthalten. Zuckerreduzierte Produkte sind aber meist auch nicht besser, denn sie enthalten entweder zu viel Fett oder Zuckeraustauschstoffe, die leider auch dick machen, weil der Körper die Kalorien auf anderen Wegen einfordert, wie Studien gezeigt haben. Grundsätzlich sind Zuckerersatzstoffe bisher so schlecht erforscht, dass ihre langfristigen Wirkungen auf unseren Organismus kaum bekannt sind. Wollen Sie so etwas wirklich essen?

Damit der Körper gut versorgt ist, sollten Kohlenhydrate mit 45 bis 50 Prozent den Hauptanteil an unserer Ernährung ausmachen. Da wir ab der Lebensmitte mehr Eiweiß für die Reparaturprozesse der Zellen brauchen, ist es sinnvoll, die Kohlenhydrate um etwa 10 Prozent runterzufahren und entsprechend mehr eiweißhaltige Produkte zu essen.

Fett für Energie und Baustoffe

Das Wichtigste gleich vorab: Keines der Fette in natürlichen Lebensmitteln ist per se schlecht! Unser Stoffwechsel braucht sie alle! Lange galten Fette als die Bösewichte, die für Übergewicht verantwortlich sind. Dabei tragen all die Low-Fat-Programme und -Diäten eine deutliche Mitschuld daran, dass unsere Gesellschaft in den letzten beiden Jahrzehnten immer dicker geworden ist. Erst seit den letzten Jahren verbreitet sich die Erkenntnis, dass Fette für unseren Stoffwechsel und unsere Gesundheit nützlich und wichtig sind. Sie dienen nämlich einerseits als Energiequelle, auf die der Körper nach den Kohlenhydraten am liebsten zurückgreift. Andererseits sind sie ein unverzichtbarer Baustoff für unsere Zellen und deren Membranen. Deswegen benötigen wir täglich die richtigen Fette im richtigen Maß.

Fette unterscheiden sich in drei Punkten grundlegend von Eiweiß und Kohlenhydraten:

- Sie sind nicht wasserlöslich.
- Ein Gramm Fett hat 9,2 Kilokalorien, während Eiweiß und Kohlenhydrate nur 4,1 Kilokalorien haben.
- Der Körper kann die beiden anderen Nährstoffe in Fett umwandeln und speichern.

Unser Körper enthält unterschiedliche Arten von Fetten, die in drei große Gruppen eingeteilt werden: Triglyceride, Phospholipide und Steroide. Sie übernehmen vielfältige Funktionen im Körper:

- **Energielieferant:** Ihr Organismus gewinnt 60 bis 80 Prozent der benötigten Energie aus Fetten – je nach Belastung. Dabei gilt: Je weniger anstrengend etwas ist, desto mehr Fett wird verbraucht.
- **Energiespeicher:** Da Fett so viel Energie enthält, ist es eine unverzichtbare Reserve Ihres Körpers für Notzeiten. Deswegen erreichen selbst gut trainierte

Sportler oder Sportlerinnen keinen niedrigeren Körperfettanteil als 8 bis 12 Prozent.

- **Schutz:** Das Fett in der Körpermitte, das sogenannte viszerale Fett, schützt Ihre Organe vor Stößen. Die gleiche Funktion übernimmt das Unterhautfettgewebe, das subkutane Fett, für Ihre Knochen und Muskeln.
- **Wärme:** Fett ist für unseren Wärmehaushalt mitverantwortlich, denn es bildet eine Art »Isolierschicht«, die die Wärme im Körper hält.
- **Transportstoff:** Viele Vitalstoffe wie die fettlöslichen Vitamine A, D, E und K oder die Karotinoide in Möhren und das Lycopin in Tomaten können nur mithilfe von Fett im Blut transportiert und verwertet werden.
- **Sättigung:** Ihr Körper benötigt mehr Zeit für die Verdauung und Verarbeitung von Fetten. Deswegen bleiben Sie nach einer Weihnachtsgans länger satt als nach einer Putenbrust.

Damit diese Prozesse funktionieren können, sollte der Anteil der Fette an unserer täglichen Ernährung bei 30 bis 35 Prozent liegen. Das sollte machbar sein, zumal Fette Geschmacksträger sind. Sie sorgen also beim Kochen dafür, dass Lebensmittel ihren Geschmack und Geruch entfalten können. Außerdem geben sie Konsistenz. Ohne Fett schmeckt vieles fad und wässrig. Allerdings kommt es auf die richtigen Fettarten an.

TIPP Gern die »gute« Butter

Lange wurde sie verteufelt, doch inzwischen ist sie von der Wissenschaft rehabilitiert: die Butter. Dieses Naturprodukt wird aus dem Rahm der Milch ohne künstliche Zusätze hergestellt. Ihre Fettsäuren kann der Körper direkt als Energiequelle und Baustoffe nutzen, und obendrein sind die fettlöslichen Vitamine aus der Milch drin. Zusätzlich enthält sie 20 Prozent Eiweiß, das Ihr Körper für die Muskulatur braucht. Greifen Sie also wieder guten Gewissens zur »guten« Butter.

Fett ist nicht gleich Fett

Fleisch, Fisch, Milch, Butter, Nüsse, Samen und Öle enthalten alle Fett, aber nicht das gleiche: Entscheidend für unsere Gesundheit sind die jeweiligen Fettsäuren – und die sind bei jeder Art von Lebensmittel unterschiedlich. Grundsätzlich setzen sich Fette, wissenschaftlich Triglyzeride, aus dem dreiwertigen Alkohol Glyzerin sowie drei Fettsäuren zusammen. Die Fettsäuren bestehen aus Kohlenwasserstoffatomen, an die Wasserstoffatome angedockt sind. Wenn alle Andockstellen besetzt sind, handelt es sich um ein gesättigtes Fett. Das kann unser Körper selbst herstellen, denn er braucht es für die Stabilität der Zellmembranen. Sind noch eine oder mehrere Andockstellen frei, sprechen wir von einfach oder mehrfach ungesättigten Fettsäuren. Zahl und Ort der leeren Andockplätze geben den Fetten ihren Namen, und wir sprechen zum Beispiel von Omega-3- oder -6-Fettsäuren (offiziell n-3- oder n-6-Fettsäuren). Das Verhältnis speziell dieser beiden Omega-Fettsäuren ist für uns entscheidend:

- Omega-3-Fette sorgen für elastische Zellwände und wirken entzündungshemmend. Doch wir essen sie zu selten. Gute Quellen sind fette Fischarten wie Lachs, Makrele und Hering, die Öle von Lein, Raps, Hanf, Oliven und Algen, Chiasamen sowie Nüsse. Diese Pflanzenöle eignen sich – mit Ausnahme von Rapsöl – jedoch nicht für hohe Temperaturen.
- Omega-6-Fette dagegen braucht der Organismus für die Wundheilung, baut sie aber auch zu entzündungsfördernden Botenstoffen um. Genau davon essen wir in der Regel zu viel. Sie sind in vielen Wurst- und Fleischwaren sowie Fertigprodukten enthalten.

So schwarz-weiß, wie das klingt, ist es jedoch nicht: Beim Fleisch haben Studien gezeigt, dass eine natürliche Ernährung der Tiere eine deutlich bessere Fettqualität ergibt. Beim Sonnenblumen- und Traubenkernöl, die beide einen guten Ruf haben, beachtet kaum jemand, dass sie über 100-mal mehr Omega-6- als Omega-3-Fettsäuren enthalten. Beim Streichfett hat die Butter ein günstigeres Fettsäurenverhältnis als die Margarine.

Das Verhältnis der täglichen Aufnahme von Omega-6- zu Omega-3-Fettsäuren sollte 2:1 oder 3:1 betragen. (Bei den meisten Menschen beträgt es heutzutage in der Realität 15:1.)

Mein Tipp: Kaufen Sie mehrere verschiedene Öle in kleinen Flaschen und wechseln Sie öfter. Dann haben Sie nicht nur unterschiedliche Fettqualitäten, sondern auch Abwechslung im Geschmack.

Fettsäuren in Ölen

Das Verhältnis von Omega-6 zu Omega-3:

- Leinöl (0,2 : 1)
- Rapsöl (2,2 : 1)
- Hanföl (2,7 : 1)
- Walnussöl (4,7 : 1)
- Sojaöl (6,9 : 1)
- Olivenöl (8,4 : 1)
- Haselnussöl (14 : 1)
- Palmöl (21 : 1)
- Sesamöl (22 : 1)
- Maiskeimöl (57,8 : 1)
- Kürbiskernöl (102 : 1)
- Sonnenblumenöl (120 : 1)
- Traubenkernöl (137 : 1)
- Distelöl (150 : 1)

Eiweiß für den Baustoffwechsel

Das wichtigste Material des Körpers für den Neubau und die Reparatur unserer Zellen ist Eiweiß. Proteine setzen sich aus zwanzig Bausteinen, den Aminosäuren, unterschiedlich zusammen, sodass dem Stoffwechsel für die verschiedenen Gewebe reichlich Rohstoffe zur Verfügung stehen. Proteine dienen außerdem als Energiereserve, beschleunigen als Biokatalysatoren chemische Abläufe, arbeiten als Botenstoffe, übertragen als Rezeptoren Nervenimpulse und übernehmen noch viele andere Aufgaben. Wissenschaftler schätzen, dass etwa 50 000 unterschiedliche Proteine für und in uns arbeiten! Deswegen müssen wir täglich ausreichend Eiweiß in der richtigen Qualität essen. Tun wir das nicht, kannibalisiert sich unser Körper selbst: Er baut sein eigenes Eiweiß ab und nutzt das. Konkret heißt das: Er baut Muskeln ab, denn die Muskulatur enthält das meiste Eiweiß.

Zwölf Aminosäuren kann unser Organismus selbst herstellen, aber diese acht nicht: Isoleucin, Leucin, Lysin, Methionin, Phenylalanin, Threonin, Tryptophan und Valin müssen wir über unsere Nahrung zu uns nehmen. Deswegen ist beim Eiweiß nicht nur die Menge, sondern auch die Qualität entscheidend. Darüber gibt die sogenannte biologische Wertigkeit Auskunft. Sie besagt, wie viel Eiweiß aus der Nahrung in körpereigenes Eiweiß umgewandelt werden kann. Proteine aus tierischen Produkten haben dabei insgesamt betrachtet meistens die Nase vorn. Kombinieren Sie allerdings unterschiedliche Lebensmittel geschickt, erhöht sich die biologische Wertigkeit. Dabei gilt das Hühnerei mit einer Wertigkeit von 100 als Maßstab, weil seine Zellstrukturen jenen des Menschen sehr ähnlich sind. Sehr nah an die Proteinqualität des Hühnereis kommt unter den Pflanzen das Eiweiß aus Sojabohnen heran.

INFO **Lebensmittelkombinationen mit hoher biologischer Wertigkeit**

34 % Vollei + 66 % Kartoffeln = 136
75 % Milch + 25 % Weizenmehl = 125
60 % Vollei + 40 % Soja = 123
51 % Milch + 49 % Kartoffeln = 114
77 % Rindfleisch + 23 % Kartoffeln = 113
55 % Soja + 45 % Reis = 111
75 % Milch + 25 % Weizen = 105
45 % Soja + 55 % Kartoffeln = 103
56 % Milch + 44 % Roggen= 101
51 % Bohnen + 49 % Mais = 99

Wie viel Eiweiß soll es sein?

Eiweiß sollte jeden Tag 20 Prozent Ihrer Ernährung ausmachen. Wenn Sie Sportler oder über 50 Jahre alt sind, sogar 25 Prozent, die sie bis 60 Jahre auf 30 Prozent erhöhen. Dafür verringern Sie dann Ihre Kohlenhydratmenge. Konkret sagt man auch: 0,8 bis 1 Gramm Protein pro Kilo Körpergewicht am Tag sowie für Sportler und Menschen in der zweiten Lebenshälfte 1 bis 1,5 Gramm pro Kilo Körpergewicht. Sportler haben einen deutlich höheren Aufbau-

und Reparaturbedarf, durch das anstrengende Training, und ältere Menschen zum einen durch den körperlichen Verschleiß und zum anderen, weil bei ihnen meist nicht mehr alle aufgenommenen Aminosäuren verstoffwechselt werden können.

Noch mehr Eiweiß jedoch bringt nichts, oder genauer: Es schadet! Der Körper speichert es als Fett, und gleichzeitig werden Nieren und Leber belastet. Außerdem wird Kalzium aus den Knochen gelöst, und es droht Osteoporose, wenn nicht gleichzeitig mit der überhöhten Proteinmenge auch Kalzium aufgenommen wird.

Die besten Eiweißlieferanten

Diese Übersicht zeigt Ihnen, wie vielfältig Sie Ihren Eiweißbedarf decken können und wie viel Sie von einem Lebensmittel essen müssen, um 20 Gramm verwertbares Eiweiß aufzunehmen.

EIER UND MILCHPRODUKTE			
Parmesan	55 g	Molkenpulver	180 g
Schnittkäse	90 g	Kefir	550 ml
Mozzarella	110 g	Naturjoghurt	600 g
Magerquark	115 g	Milch	600 ml
Ei	150 g	Sahne	1000 g
FLEISCH			
Lamm (Filet)	75 g	Roastbeef	90 g
Pute	75 g	Kalb (mager)	100 g
Hühnchenbrust	80 g	Rind	100 g
Kotelett (mager)	90 g	Ente	110 g

FISCH UND MEERESFRÜCHTE			
Forelle	90 g	Karpfen	110 g
Heilbutt	100 g	Lachs	110 g
Thunfisch	100 g	Seehecht	115 g
Zander	100 g	Kabeljau	120 g
Garnele	105 g	Seezunge	120 g
Sardine	105 g	Steinbutt	120 g
Barsch	110 g	Seeteufel	130 g
Hering	110 g	Tintenfisch	130 g
GETREIDE, NUDELN, REIS			
Quinoa	130 g	Vollkornmehl	165 g
Amaranth	135 g	Haferflocken	170 g
Vollkornkeks	150 g	Naturreis	280 g
Vollkornteigwaren	150 g	Vollkornbrötchen	280 g
Wildreis	160 g	Vollkornbrot	280 g
HÜLSENFRÜCHTE, OBST UND GEMÜSE			
Algen	30 g	Grünkohl	400 g
Dicke Bohnen	80 g	Kartoffeln	800 g
Bohnen (getrocknet)	100 g	Maracuja	800 g
Sojabohnen	165 g	Spinat	800 g
Mais	250 g	Artischocke	850 g
Erbsen (frisch)	280 g	Aubergine	850 g
Linsen (Konserve)	330 g	Wirsing	1000 g
NÜSSE UND SAMEN			
Sonnenblumenkerne	75 g	Pistazien	115 g
Erdnüsse (geröstet/gesalzen)	80 g	Paranüsse	140 g
Mandeln	110 g	Walnüsse (geröstet/gesalzen)	150 g
Cashewnüsse	115 g	Avocado	850 g

Mineralien, Spurenelemente und andere Vitalstoffe

Für die zahllosen Stoffwechselprozesse in unserem Körper sind neben den drei Hauptnährstoffen unbedingt auch Vitamine, Mineralstoffe, Spurenelemente sowie sekundäre Pflanzenstoffe nötig. Auch sie fließen in die Bewertung der Qualität eines Lebensmittels mit ein. Denn mit Ausnahme von Vitamin D und Nikotinsäure kann der Organismus kein Vitamin und auch die meisten anderen Stoffe nicht selbst bilden. Wir müssen sie also beim Essen und Trinken zu uns nehmen. Das bekannteste Beispiel, was passieren kann, wenn wir zu wenig davon zu uns nehmen, ist die Osteoporose aufgrund von Kalziummangel.

TIPP Vitaminpillen nur bei tatsächlichem Bedarf

Kinder und Senioren, Schwangere und Stillende, Kranke und Leistungssportler haben einen erhöhten Nährstoffbedarf, weil ihr Stoffwechsel stärker gefordert wird. In solchen Lebenssituationen können Nahrungsergänzungsmittel sinnvoll sein – aber bitte nur in Absprache mit Ihrem Arzt. Alle anderen haben keinen Nutzen von Multivitamintabletten und Co. (mit Ausnahme von Vitamin D). Sie werfen nicht nur ihr Geld zum Fenster hinaus, sondern schaden sich vielleicht sogar: So kann Betacarotin bei Rauchern das Risiko für Lungenkrebs noch erhöhen. Außerdem können Vitalstoffpräparate Verdauungsprobleme und Juckreiz hervorrufen.

Wie viele dieser Vitalstoffe wir zu uns nehmen sollten, ist wissenschaftlich nicht bis ins Letzte geklärt. Das begründet auch die unterschiedlichen Empfehlungen der nationalen Fachgesellschaften. Aber als gesunder Mensch sollten Sie sich darüber nicht den Kopf zerbrechen: Wenn Sie sich abwechslungsreich ernähren und bei jeder Mahlzeit Obst und Gemüse mit auf den Teller kommen, nehmen Sie genug der lebensnotwendigen Substanzen zu sich. Die Deutsche Gesellschaft für Ernährung empfiehlt fünf Portionen am Tag. Dabei entspricht eine Portion einer Handvoll – das sind bei Kindern dann kleine Hände und bei großen Menschen entsprechend größere. Die Portion ist dadurch ein sehr individuelles und für jeden passendes Maß.

TIPP Grüne Smoothies

Wenn Ihnen Salat und Gemüse nicht so gut schmecken, sollten Sie grüne Smoothies probieren. Dazu mixen Sie Früchte und grüne Blätter im Verhältnis 1:1 mit Wasser auf und haben eine wahre Vitalstoffbombe. Dabei können Sie auch das Grün von Gemüsen wie das von Kohlrabi oder Möhren nutzen, das oft mehr Vitalstoffe enthält als das Gemüse selbst.

Achtung: Ausnahmen Vitamin D, Folat und Jod

Wenn wir uns in der Sonne aufhalten, kann unsere Haut Vitamin D selbst bilden. Da es in unseren Breiten jedoch etwa die Hälfte des Jahres recht dunkel ist und wir uns auch in sonnigen Phasen sehr viel in Innenräumen aufhalten, reicht die körpereigene Vitamin-D-Menge oft nicht aus. Deswegen empfehle ich Ihnen – ganz besonders, wenn Sie die Lebensmitte überschritten haben – Ihren Vitamin-D-Spiegel einmal messen zu lassen und je nach Ergebnis in Absprache mit Ihrem Arzt zu ergänzen. Vitamin D ist nämlich zusammen mit Kalzium für den aufbauenden Knochenstoffwechsel unerlässlich, aber auch für unser Immunsystem und unsere Muskeln.

Ein weiterer kritischer Nährstoff ist Folat (ein natürliches wasserlösliches Vitamin, das künstlich hergestellt als »Folsäure« bezeichnet wird). Es ist wichtig für die einwandfreie Zellteilung und damit für die Regeneration unseres Körpers. Nach einer Studie des Robert-Koch-Instituts von 2016 weisen gerade junge Menschen im Alter von 18 bis 30 Jahren, und zwar besonders Frauen im gebärfähigen Alter, Versorgungslücken auf. Besonders während einer Schwangerschaft ist vor und während des ersten Drittels die ausreichende Zufuhr von Folsäure für die gesunde Entwicklung des Embryos absolut entscheidend. Idealerweise sollten Erwachsene 400 µg Folat täglich über die Nahrung aufnehmen. Diese Menge erreicht in Deutschland höchstens ein Viertel der Bevölkerung. Deswegen empfehle ich besonders jungen Menschen eine Kontrolle beziehungsweise die tägliche Zufuhr von mindestens 200 bis 400 µg.

Die Versorgung mit dem Spurenelement Jod – wichtig für die Schilddrüse – ist bei einem Drittel der deutschen Bevölkerung immer noch schlecht. Das liegt daran, dass die Böden in Deutschland kaum Jod enthalten und Pflanzen es daher nicht aufnehmen können. Deswegen haben Lebensmittel, denen Jod zugesetzt wurde, ihren Sinn. Jugendlichen und Erwachsenen empfehle ich – genau wie die DGE – eine tägliche Zufuhr von 200 Mikrogramm und ab 50 Jahren mit 180 Mikrogramm etwas weniger. Für Schwangere beziehungsweise stillende Mütter sollten es mindestens 230 beziehungsweise 260 Mikrogramm sein. Daher sollten auf dem täglichen Speiseplan Milch- und Milchprodukte stehen, jodiertes Speisesalz eingesetzt werden und 1- bis 2-mal pro Woche idealerweise Seefisch auf den Teller kommen.

Antioxidantien gegen freie Radikale

Bei neun Zehntel all unserer Alltagsaktivitäten entstehen freie Sauerstoffradikale, kurz freie Radikale. Diesen Zwischenprodukten des Metabolismus wird ein sehr negativer Einfluss auf unsere Alterungsprozesse zugeschrieben. Sie greifen ausgerechnet die Membranen unserer so wichtigen Mitochondrien an. Solche zerstörten Mitochondrienmembranen zeigen Menschen beispielsweise mit Diabetes Typ 2, genauso wie solche mit starkem Übergewicht, denn bei ihnen ist der Stoffwechsel massiv gestört. Aber auch ab 50 Jahren, wenn die metabolische Flexibilität langsam verschwindet, nehmen die Angriffe auf die Minikraftwerke zu.

Zum Glück können wir die freien Radikale mit ausgewogener und vitalstoffreicher Ernährung gut in den Griff bekommen. Besonders die sogenannten Antioxidantien wie Vitamin C, Vitamin E und Betacarotin können helfen, den Einfluss der freien Radikale zu minimieren.

Welche Antioxidantien sind wo drin?

Antioxidans	Vorkommen
Vitamin C	Kiwis, Zitrusfrüchte, Schwarze Johannisbeeren, Erdbeeren, Paprika, Tomaten, Kartoffeln
Vitamin E	Pflanzenöle, Nüsse, Samen, Getreide
Betacarotin	Möhren, Kürbis, Tomaten, Paprika, Brokkoli, Spinat, Grünkohl, Aprikosen
Flavonoide	Zwiebeln, Radieschen, Auberginen, Radicchio, Pflaumen, Beeren, Äpfel, Trauben, Tee
Coenzym Q 10	Fleisch, Geflügel, Hülsenfrüchte, Nüsse, Soja
Liponsäure	Kartoffeln, Spinat, Fleisch
Polyphenole	Rotwein, schwarzer und grüner Tee, dunkler Traubensaft
Indole	Blumenkohl, Rosenkohl, Weißkohl, Grünkohl, Brokkoli
Sulfide	Zwiebeln, Knoblauch, Lauch
Saponine	Erbsen, Bohnen, Spinat

Da wir besonders beim Ausdauersport viele Sauerstoffradikale produzieren, müssen wir umso mehr darauf achten, dass wir auch wirklich täglich genug Antioxidantien aufnehmen. Aber es gibt noch andere Gründe für den Körper, freie Radikale zu bilden: zu viel Alkohol, Rauchen, zu viel Sonne, chemische Dünge- und Pflanzenschutzmittel. All das können Sie direkt beeinflussen.

Superfoods? Ja, aber bitte heimische

Goji, Chia, Acerola – viele dieser angeblichen Superfoods, die alles können, sind schon lange in der Mitte unserer Gesellschaft angekommen und wir können sicher sein: Bald wird es wieder ein exotisches Lebensmittel geben, dem wahre Wunderkräfte zugesprochen werden. Tatsache ist: Sie kommen von weither und werden oft unter ökologisch und sozial fragwürdigen Umständen angebaut und – ihre Wirkung ist nicht wissenschaftlich erwiesen. Als Superfood betitelt lassen sie sich aber wunderbar für viel Geld verkaufen. Seien Sie also kritisch!

Lebensmittel mit besonders hoher Nährstoffdichte, also mit vielen Vitaminen und Mineralstoffen, sekundären Pflanzenstoffen und Antioxidantien, wachsen schon immer auch bei uns oder doch zumindest in Europa, und zwar in großer Vielfalt:

Blattgemüse: Spinat, Feldsalat, Brunnenkresse, Radicchio, Rucola, Tellerkraut (auch Postelein oder Winterportulak genannt)

Beeren und Früchte: Äpfel, Heidelbeeren, Brombeeren, Schwarze Johannisbeeren, Erdbeeren, Hagebutten, rote Trauben, Holunder, Sanddorn, Quitte, Sauerkirschen

Fruchtgemüse: Tomaten, Kürbisse, Paprika, Zucchini

Hülsenfrüchte und Getreide: Linsen, Erbsen, Buchweizen, Hafer, Gerste, Hirse

Kohlgemüse: Brokkoli, Rosenkohl, Rotkohl, Weißkohl, Kohlrabi, Grünkohl

Kräuter und Gewürze: Petersilie, Kerbel, Basilikum, Schnittlauch, Thymian, Senf, Oregano, Bohnenkraut, Pfefferminze, Meerrettich, Ingwer

Nüsse und Samen: Walnüsse, Haselnüsse, Leinsamen, Hanfsamen, Brennnesselsamen

Rüben und Knollen: Karotte, Kartoffel, Pastinake, Rote Bete, Rettich, Knollensellerie, Steckrübe

Zwiebelgewächse: Küchenzwiebel, Schalotten, Lauch, Schnittlauch, Knoblauch

Kein Lebensmittel allein besitzt die ideale Nährstoffzusammensetzung, wie es das Wort Superfood suggeriert. Aber es gibt eine große Auswahl an nährstoffreichen Pflanzen, aus denen Sie sich problemlos, abwechslungsreich und preiswert wunderbare Nährstoffbooster-Mahlzeiten zusammenstellen können.

Der Körper hat zu verschiedenen Zeiten unterschiedliche Bedürfnisse

Unser Metabolismus arbeitet nicht rund um die Uhr gleichmäßig, sondern konzentriert sich zu bestimmten Zeiten auf bestimmte Vorgänge. Die Chronobiologie untersucht diesen Biorhythmus, und so wissen wir, dass tagsüber der Energie- und nachts der Regenerationsstoffwechsel arbeitet. Entsprechend unterschiedliche Bedürfnisse hat unser Körper auch hinsichtlich der Ernährung: Damit wir am Tag fit und leistungsfähig sind, braucht der Organismus vor allem Energie aus Kohlenhydraten und Fetten. Dagegen stehen nachts die Reparatur und der Umbau von Zellen im Mittelpunkt der körperlichen Prozesse. Dafür ist vor allem der Zellbaustoff Eiweiß notwendig. Deshalb gilt:

5. REGEL

Ernähren Sie sich im Biorhythmus.

Das können Sie ganz einfach konkret in Ihrer täglichen Ernährung umsetzen:

Morgens Energie: Ein Frühstück mit komplexen Kohlenhydraten und Fetten als Treibstoff rüstet Sie für den Tag. Müsli und Vollkornbrot sind die erste Wahl. Verzehren Sie das möglichst in den ersten beiden Stunden nach dem Aufstehen, denn dann verlangen die Tageshormone Adrenalin, Serotonin und Co nach Futter.

Mein Tipp: Falls Sie morgens partout nicht frühstücken mögen, nehmen Sie zumindest Bananen oder einen kohlenhydratreichen Smoothie zu sich und knausern Sie später nicht mit Kohlenhydraten und Fetten beim Mittagessen.

INFO

Alles, was Kalorien hat, zählt als Zwischenmahlzeit: ein Bonbon, ein paar Nüsse, aber auch ein Cappuccino mit Milch und Zucker, ein gesüßter Tee oder eine Limo.

Mittags Vitalstoffe: Essen Sie abwechslungsreich und bunt, sodass Sie neben Fetten, Kohlenhydraten und Proteinen vor allem reichlich Vitamine und Mineralien auf dem Teller haben. Salat, Gemüse und Obst sollten immer dabei sein und oft wechseln. Damit kommen Sie schnell aus dem Mittagstief raus und sind gerüstet für alles, was Sie noch leisten müssen.

Abends Baustoffe: Der Energiestoffwechsel fährt runter und der Baustoffwechsel hoch. Legen Sie daher den Fokus auf Eiweiß, denn Ihr Körper braucht es nachts für die Reparaturprozesse und um nach dem Training Ihre Muskeln wachsen zu lassen. Fleisch, Fisch, Milchprodukte und eiweißreiche Hülsenfrüchte (siehe »Die besten Eiweißlieferanten« auf Seite 98 f.) kombiniert mit Gemüse sind jetzt erste Wahl.

Snacks und Kuchen?

Zwischenmahlzeiten wie mehr oder weniger gesunde Snacks oder nachmittags ein Stück Kuchen erfreuen sich großer Beliebtheit – aber nicht bei Ihrem Stoffwechsel. Für ihn sind die Verdauung und die Aufspaltung der Nahrung in ihre kleinsten Bestandteile eine intensive Arbeit. Wenn er dabei auch mal länger pausieren darf, kann er sich besser um andere Leistungen wie Denken oder Bewegen kümmern. Deswegen empfehle ich, zwischen den Mahlzeiten vier bis fünf Stunden vergehen zu lassen und auf Zwischenmahlzeiten zu verzichten.

Falls Sie das nicht schaffen, probieren Sie es mit einer größeren Mahlzeit vorher: Hängen Sie den Joghurt oder den Apfel vom späten Vormittag gleich an Ihr Frühstück dran oder den Kuchen als Nachtisch an Ihr Mittagessen, statt ihn zwei Stunden später zu essen.

TIPP Trinken statt snacken

Wenn Sie Appetit auf einen Snack bekommen, sollten Sie zu einem Glas Wasser greifen, und zwar sobald der erste Gedanke ans Snacken aufkommt und nicht erst, wenn der Heißhunger da ist. Damit schlagen Sie zwei Fliegen mit einer Klappe: Sie geben Ihrem Körper die nötige Flüssigkeit, und Sie strapazieren nicht ständig Ihre Verdauung. Falls Sie abnehmen wollen, haben Sie noch zwei zusätzliche Benefits: Sie sparen zum einen die Kalorien des Snacks ein, und Sie verbrauchen zum anderen sogar zusätzlich Kalorien beim Trinken, denn Ihr Körper nutzt 10 Kalorien pro 100 Milliliter bei der Verstoffwechselung von Wasser.

Die richtige Menge: Weniger ist mehr!

Für unsere Gesundheit und das gesunde Altern ist es am besten, wenn wir nur so viel essen, wie wir an Energie, also Kalorien, verbrauchen. Das ist bei einem körperlich anstrengenden Alltag natürlich mehr, als wenn Sie den Tag vorwiegend im Sitzen verbringen. Sind Sie untergewichtig, sollten Sie mehr essen, und sind Sie übergewichtig, weniger. Es gilt daher folgende Regel:

6. REGEL

Essen Sie so viel, wie Ihre Zellen verbrauchen.

Energieaufnahme und -verbrauch hängen also zusammen und stehen immer in Beziehung zum Körpergewicht. Wie viele Kalorien Sie täglich mindestens brauchen, berechnen Sie so:

- Frau: 1,0 × kg Normalgewicht × 24
- Mann: 1,1 × kg Normalgewicht × 24

Normalgewicht bedeutet Körpergröße in Zentimetern minus 100. Diese Formel gilt auch dann, wenn Sie kein Normalgewicht haben! Für einen 180 cm großen Mann bedeutet das: 1,1 x 80 x 24 = 2112 kcal pro Tag. Dieser Wert ist Ihr **Grundumsatz**, das heißt, diese Mindestmenge an Energie benötigt unser Körper für die grundlegenden Funktionen, um am Leben zu bleiben. Weniger sollten Sie daher nie essen! Für alles, was wir tagsüber leisten, benötigen wir zusätzliche Energie. Sie heißt **Leistungsumsatz**. Beide Werte zusammen ergeben den **Gesamtumsatz**, also unseren Energieverbrauch binnen 24 Stunden.

Tabellen zum Energieverbrauch bei verschiedenen Sportarten oder Alltagstätigkeiten arbeiten genau wie Fitness-Armbänder meist mit zu hohen Werten. Ganz korrekt messen lässt sich der Verbrauch per Spirometrie (dabei werden die Atemgase analysiert), einigermaßen korrekt berechnen mithilfe des PAL-Werts (Physical Activity Level), der das Niveau der körperlichen Aktivität angibt. Dazu multiplizieren Sie den PAL-Wert mit Ihrem errechneten Grundumsatz. Das ergibt zum Beispiel bei einer ausschließlich sitzenden Tätigkeit und 1500 kcal Grundumsatz: 1500 kcal × 1,5 = 2250 kcal.

PAL-Werte in der Übersicht

PAL-Wert	Aktivitätsniveau
1,2	Ausschließlich sitzende oder liegende Lebensweise
1,4 bis 1,5	Ausschließlich sitzende Tätigkeit mit wenig oder keiner anstrengenden Freizeitaktivität, zum Beispiel als Büroangestellter, Feinmechaniker
1,6	Sitzende Tätigkeit, zeitweilig auch zusätzlicher Energieaufwand für gehende und stehende Tätigkeiten, beispielsweise Laboranten, Kraftfahrer, Studenten, Fließbandarbeiter
1,8 bis 1,9	Überwiegend gehende oder stehende Arbeit, beispielsweise Pflegepersonal, Kellner, Mechaniker, Handwerker, im Haushalt
2,0 bis 2,4	Körperlich anstrengende berufliche Arbeit, zum Beispiel Bauarbeiter, Landwirte, Bergarbeiter, Leistungssportler

Essen wir mehr als nötig, wandelt der Stoffwechsel die Energie in Fett um. Der Körper speichert dieses, und wir werden nach und nach immer dicker. Das ist langfristig schlecht, weil starkes Übergewicht Zivilisationskrankheiten fördert. Genauso schlecht ist es, wie zu wenig zu essen. Dann werden unsere Körperzellen nicht ausreichend mit allen nötigen Nähr- und Vitalstoffen versorgt – ein Problem, das bei Crash-Diäten entsteht. Wer sich länger so ernährt, schadet sich sehr: Der Organismus baut dann die nötigen Stoffe aus seinen eigenen Strukturen ab, wie Kalzium aus den Knochen oder Eiweiß aus den Muskeln. Wer abnehmen will, braucht aber mehr, nicht weniger Muskeln!

Abnehmen ohne Jo-Jo-Effekt

Will Ihr Übergewicht trotz aller Bemühungen einfach nicht verschwinden? Vermutlich haben Sie dabei jedes Mal Ihren Stoffwechsel mit sehr kalorienarmen Hungerkuren herausgefordert: Das mag er gar nicht und schaltet einige Stufen herunter, um mit den wenigen Kalorien auszukommen. Durch diesen alten, bewährten Mechanismus können Menschen bei Hunger überleben. Bis zu einem halben Jahr bleibt Ihr Metabolismus in diesem Sparmodus, selbst wenn Sie längst wieder normal essen. Die Folge: Sie werden immer dicker. Schon zwei Tage hintereinander mit einer Ernährung unter dem Grundumsatz interpretiert Ihr Stoffwechsel dieses als Hungern und schaltet aufs Notprogramm um. Also quälen Sie sich nicht länger mit Hungerkuren und Crash-Diäten, sondern entscheiden Sie sich für eine ausgewogene, vitalstoffreiche Ernährung, deren Kaloriengehalt nur leicht unter Ihren bisherigen Kalorienmengen liegt. Gehen Sie nie mehr als 400 Kalorien darunter, um sicherzugehen, dass der Sparmodus ausgeschaltet bleibt! So nehmen Sie zwar langsamer ab, aber auch genussvoller, denn Sie müssen nicht auf alles verzichten. Wenn Sie sich parallel dazu bewegen, wie im Kapitel »Bewegung: Den Stoffwechsel auf Trab bringen« beschrieben wurde, kann sich Ihr Gewebe anpassen, sodass statt Falten eine schöne Figur entsteht.

Wer 400 Kalorien weniger zu viel findet, nimmt einfach 300 oder 200. Selbst wenn Sie nur 100 Kalorien täglich beim Essen einsparen und noch 100 Kalorien durch mehr Bewegung verbrauchen, dann nehmen Sie in 45 Tagen ein Kilo ab – das ist etwas für Geduldige, aber machbar.

Sie können Ihren Metabolismus auch durch Intervallfasten austricksen:

- Bei der Methode »5 zu 2« essen Sie an 5 Tagen wie immer und an 2 Tagen, die nicht direkt hintereinanderliegen, maximal 500 Kalorien. So ist die Phase der Mangelernährung zu kurz, als dass der Stoffwechsel in den Sparmodus geht.
- Bei der Variante »16 zu 8« essen Sie 16 Stunden am Stück nichts und nehmen Ihre Mahlzeiten in den übrigen 8 Stunden zu sich.

Intervallfasten setzt die sogenannte Autophagie in Gang, eine Selbstreinigung der Zellen, die nach aktueller Studienlage die Alterung der Zellen verlangsamt. Da es zu guten Ergebnissen führt, wird es von Ärzten oft empfohlen.

Sie können aber auch ganz ohne Kalorienzählen abnehmen: durch achtsames Essen. Dabei spüren Sie vor jedem Essen zunächst in sich hinein, ob Sie überhaupt Hunger haben. Oft essen wir nämlich aus Gewohnheit, Langeweile oder Frust. Wenn Sie in diesen Situationen nichts essen, nehmen Sie automatisch ab. Auch in Ruhe am Tisch sitzend und langsam kauend essen statt schnell im Gehen sättigt besser. Außerdem können Sie Ihre Speisen auf diese Weise richtig genießen – ein wichtiger Beitrag zu Wohlbefinden und Entspannung. Durch all das werden unsere Portionen kleiner, und wir nehmen langsam, aber sicher ab.

TIPP **Nicht zu streng mit sich sein!**

Auch wenn Sie abnehmen wollen, sollen Sie nicht auf alles verzichten. Aber wenn Kuchen und Schokolade, Pommes oder der Hamburger sein müssen, dann bitte ganz bewusst mit Genuss! Am nächsten Tag achten Sie dann wieder auf mehr Vitalstoffe zum Ausgleich.

Trinken: Bitte reichlich Wasser!

Unser Gehirn ist das wasserreichste Organ des Körpers: Rund 75 Prozent der Hirnmasse bestehen aus Wasser. Deswegen bemerken Sie einen Flüssigkeitsmangel zuerst daran, dass Ihre Konzentration nachlässt oder es Ihnen schwerfällt, Informationen aufzunehmen und abzuspeichern. Nur wenn unser Körper mit genügend Flüssigkeit versorgt ist, wird auch das Gehirn ausreichend durchblutet. Nur dann ist eine optimale Kommunikation der Nervenzellen gewährleistet.

Tatsächlich ist ein gut funktionierender Wasserhaushalt unerlässlich für alle Körperfunktionen. Wasser ist für den Körper das wichtigste Mittel, um Nährstoffe zu lösen und zu transportieren: Das Blut besteht nämlich zur Hälfte aus Wasser, und es wird tatsächlich »dicker« und fließt schlechter, wenn unser Organismus zu wenig Flüssigkeit enthält.

Wenn Sie bis jetzt meist zu wenig trinken, halten Sie ab heute immer ein Glas Wasser griffbereit: Ist nämlich der Durst da, ist Ihr Gehirn schon unterversorgt! Halten Sie sich am besten an folgende Regel:

7. REGEL

Trinken Sie täglich genug Wasser

Wenn Sie jeden Tag 30 Milliliter pro Kilogramm Normalgewicht trinken, sind Sie auf der sicheren Seite. Wichtig ist, dass Sie zwei Drittel der Menge am Vormittag trinken.

Vielleicht stellen Sie sich die Frage, warum es unbedingt Wasser sein muss. Die Antwort darauf lautet, dass Wasser für unseren Organismus das beste aller Getränke ist, denn er kann es sofort verwerten, ohne verdauen zu müssen. Getränke wie Limos, Colas, Saft, industrieller Eistee, Smoothies, Milch und Alkohol enthalten zumindest Kohlenhydrate in Form von Zucker. Dass sie sich ganz erheblich in der Kalorienbilanz niederschlagen, sollten Sie unbedingt berücksichtigen, wenn Sie abnehmen möchten: Hier liegt ein großes Kalorieneinsparpotenzial.

So viel Energie nehmen Sie beim Trinken auf

Kaffee	2 kcal/ml
Orangensaft (30 %)	12 kcal/ml
Buttermilch	35 kcal/ml
Kölsch	42 kcal/ml
Cola	43 kcal/ml
Pils	43 kcal/ml
Altbier	43 kcal/ml
Apfelwein	45 kcal/ml
Orangensaft (frisch)	46 kcal/ml
Weizenbier	46 kcal/ml
Limonaden	49 kcal/ml
Kakaotrunk (Magermilch)	52 kcal/ml
Apfelsaft	57 kcal/ml
Milch	67 kcal/ml
Rotwein	67 kcal/ml
Weißwein	70 kcal/ml
Sekt	83 kcal/ml
Weinbrand	240 kcal/ml
Whisky	247 kcal/ml

Wenn Sie pures Wasser zu langweilig finden, trinken Sie es mit Geschmack. Aber möglichst nicht die modernen »Industriewässerchen«, die Wasser mit Aroma angereichert haben. Damit nehmen Sie viele künstliche Zusatzstoffe auf.

Mein Tipp: Aromatisieren Sie Ihr Wasser lieber selbst: mit etwas Zitronensaft, frischem Ingwer, Pfefferminz-, Zitronenmelissen- oder Basilikumblättern, Rosmarin oder was Ihnen sonst noch einfällt. Auch ein maßvoller Kaffeegenuss ist unbedenklich (siehe Seite 122), Kräuter- und Früchtetees sind ebenfalls zu empfehlen.

TIPP **Japanische Trinkkur**

Wenn Sie beim Trinken etwas mehr machen möchten, probieren Sie doch die japanische Trinkkur aus. Dazu trinken Sie jeden Morgen vor dem Frühstück vier Gläser Wasser à 160 Milliliter, und zwar eins direkt nach dem Wachwerden, Glas zwei und drei nach dem Zähneputzen und das vierte direkt vor dem Frühstück.

Viele Japaner schwören darauf, und die gerühmten positiven Effekte wurden in Studien nachgewiesen:

- kein Bluthochdruck
- keine Fettstoffwechselstörung (Hypercholesterinämie)
- kein Reizmagen / Reizdarm

Falls Sie unter Herz-Kreislauf-Problemen leiden, sprechen Sie mit Ihrem Arzt, bevor Sie die Kur anwenden.

REGENERATION FÜR MEHR POWER

Wie war Ihr Tag? Anstrengend oder gar stressig? Haben Sie zwischendurch eine Pause gemacht? Oder sind Sie richtig fertig und erschöpft? So fühlen sich heute die meisten Menschen, denn wir müssen Leistung bringen und zusätzlich mit einigen belastenden Faktoren leben, die wir kaum oder gar nicht beeinflussen können. Was machen Sie, damit Sie trotzdem jeden Tag aufs Neue wieder fit Ihren Alltag bewältigen können?

Die wenigsten Menschen tun bewusst etwas zum Ausgleich ihrer geistig-seelischen und körperlichen Belastungen, sondern sitzen mit einem Bier oder Glas Wein, Chips oder Schokolade vor dem Fernseher. Leider ist das so ziemlich die schlechteste aller Möglichkeiten, um wieder fit und leistungsfähig zu werden. Dabei kommt das Gehirn nicht zur Ruhe, und der Stoffwechsel muss sich nachts mit der Verarbeitung von Giften sowie schlechten Nährstoffen beschäftigen. Tatsächlich aber sollte er nachts die Zellen reparieren und erneuern sowie die Folgen der Belastungen des vergangenen Tages ausgleichen. Nur dann sind wir am nächsten Morgen wieder munter und leistungsfähig. Damit wir unsere Fähigkeiten im Alltag jederzeit abrufen können, sind zwischendurch kurze Pausen und nach der

Hälfte des Tages eine längere Mittagspause nötig. Wenn Sie die Bedürfnisse Ihres Metabolismus nach Ruhe und Entspannung so wie seinen Biorhythmus in Ihren Lebensstil einbeziehen, kommen Sie auch bei hohen Anforderungen gut durch den Tag.

Im Biorhythmus leben

Morgens munter, mittags ein bisschen faul, abends müde – diese im Verlauf des Tages wechselnde Leistungsfähigkeit und -bereitschaft spiegelt unseren Biorhythmus wider. Er ist die innere Uhr unseres Lebens und unseres Stoffwechsels und folgt einem festen Schema: Auf aktive Phasen folgen weniger aktive. Das gilt zum einen für das Wachsein am Tag und den Schlaf in der Nacht, zum anderen aber auch innerhalb dieser beiden großen Zeiträume. Wenn Sie das sowohl tagsüber als auch nachts berücksichtigen, bieten Sie Ihrem Metabolismus eine gute »Arbeitsgrundlage«. Wie das klappt, zeige ich Ihnen jetzt.

BRAC – tagsüber im Rhythmus

Warum es sinnvoll ist, biorhythmisch zu essen, haben Sie bereits ab Seite 107 f. gelesen. Aber auch innerhalb der beiden Tageshälften, die durch die drei Mahlzeiten markiert werden, arbeiten unsere Zellen in einem neurophysiologischen Rhythmus, dem sogenannten Basic Rest Activity Cycle, kurz BRAC. Dabei wechseln sich leistungsfähige

Kaffee – unser liebster Wachmacher

Ein Kaffee am Morgen ist für viele Menschen ein Must-have. Doch das enthaltene Koffein bringt dann nicht viel, weil es mit unserer Cortisolausschüttung zusammenfällt. Diese aktiviert morgens sowieso schon unseren Körper. Kommt noch Koffein dazu, werden manche Menschen übernervös, andere gewöhnen sich einfach nur sehr ans Koffein. Einen wirklichen Effekt hat Kaffee später, wenn der Cortisolspiegel abgesunken ist. Trinken Sie Ihren Kaffee etwa 90 bis 120 Minuten nach dem Aufstehen: Dann bringt Sie die Wirkung des Koffeins vermutlich recht frisch bis nah an die Mittagspause.
Für einen guten Nachtschlaf ist es wiederum wichtig, den Kaffee nicht zu spät zu trinken. Der Stoffwechsel braucht etwa sechs bis acht Stunden, bis sich die anregende Wirkung des Koffeins halbiert. Wer früh ins Bett geht, trinkt deswegen schon gegen 14 Uhr den letzten Kaffee, während Nachteulen damit auch um 16 Uhr keine Schlafprobleme bekommen.

Phasen von 70 bis 90 Minuten mit entspannteren 10- bis 30-minütigen Phasen ab. Diese Perioden erleben wir nicht nur mehr oder weniger bewusst, sondern sie lassen sich ganz konkret an körperlichen Veränderungen wie Herzfrequenz, Körpertemperatur und Mineralstoffgehalt im Blut messen.

Mein Tipp: Versuchen Sie, diese Zeiträume in Ihrem Alltag zu erspüren, und richten Sie dann Ihre Tätigkeiten, soweit das möglich ist, darauf aus. Konkret heißt das: Legen Sie anspruchsvolle Arbeiten in die aktiven Intervalle und Routinearbeiten sowie Pausen in die passiven.

Wer den BRAC ständig ignoriert und sich mit Kaffee oder schnell verwertbarem Zucker über seine Leistungsschwäche hinweghilft, schädigt langfristig seinen Stoffwechsel. Wenn Sie stattdessen auf ein paar Dehn- und Atemübungen oder eine kurze Meditation setzen, machen Sie zwar öfter – bewusste – Pausen als vorher. Sie werden aber feststellen, dass Sie trotzdem genauso viel oder sogar mehr schaffen und – ganz wichtig! – sich am Ende des Tages nicht so ausgelaugt und gestresst fühlen.

Schlaf – nachts für die Regeneration

Dass unser Schlaf in Zyklen von 90 bis 120 Minuten verläuft, in denen Unterschiedliches passiert, ist weitaus bekannter als der BRAC. Weniger bekannt ist, dass wir all diese Phasen durchlaufen müssen, damit wir am nächsten Morgen frisch und munter sind, denn genug Schlaf ist unverzichtbar für einen gut funktionierenden Stoffwechsel. Für die meisten Menschen sind das mindestens 7 bis 8 Stunden. Deswegen gilt:

8. REGEL

Achten Sie darauf, genug zu schlafen.

Wie wichtig diese Regel ist, merken wir schon nach einer durchwachten Nacht. Dann freut sich jeder, wenn er am nächsten Tag freihat, denn die Leistungsfähigkeit ist verschwunden. Das zeigt, wie lebensnotwendig Schlaf für uns ist. Schon eine Woche Schlafmangel verändert die Arbeit unseres Stoffwechsels, denn während des Schlafes laufen viele Prozesse ab: Schlaf harmonisiert die biologischen Abläufe in unserem Organismus, und nur in dieser Phase sind grundlegende Reparaturen und Erneuerungen der Zellen, ist Regeneration möglich. Auch gibt es wichtige Hormone, die nur bei ausreichend Schlaf ausgeschüttet werden. Ständige Schlafprobleme, wie sie ein Viertel der Deutschen und jeden zweiten Schichtarbeiter plagen, sind daher ein Gesundheitsrisiko. Fettleibigkeit, Diabetes Typ 2 und ein geschwächtes Immunsystem sind nur einige der möglichen Folgen.

Wie man gut schläft, ist kein Geheimnis

Unser Lebensstil ist der Grund für die meisten Schlafprobleme. Deswegen können Sie ganz leicht aktiv etwas für einen guten Schlaf tun:

- Vermeiden Sie abends schweres Essen und zu viel Alkohol. Das vermindert die Qualität Ihres Schlafs, und der Körper muss verdauen und entgiften, statt zu regenerieren.

- Keine anstrengende körperliche und geistige Aktivität vor dem Schlafen – dazu gehören auch aufregende Sendungen wie Krimis oder Nachrichten. Beides hält die Muskelspannung und die Hirndurchblutung hoch, sodass der Körper nicht zur Ruhe kommt.
- Wenn Sie früh aufstehen müssen, sollten Sie früh ins Bett gehen, damit die Schlafzeit lang genug ist und alle Regenerationsprozesse ablaufen können.
- Blaues Licht, wie es viele TV-Geräte, Monitore, Tablets und Smartphones nutzen, stört die Ausschüttung des Schlafhormons Melatonin. Daher sollten Sie diese Geräte auf den Nachtmodus umstellen oder besser noch eine Stunde vor dem Schlafengehen abschalten.
- Ihr Schlafzimmer sollte gemütlich, dunkel und kühl sein. Im Sommer können eine Schlafbrille und ein kaltes Kopfkissen aus dem Kühlschrank helfen, denn das Gehirn muss tatsächlich abkühlen, damit wir gut schlafen.
- Stresshormone sollten vor dem Schlafen aus dem Blut heraus, damit diese Sie nicht wach halten. Das klappt mit sanftem (!) Sport am Abend, einem Spaziergang oder einer Meditation.
- Nehmen Sie keine Sorgen oder Ärger mit ins Bett, weil diese Sie nicht schlafen lassen. Schreiben Sie Ihre quälenden Gedanken auf und sagen Sie sich innerlich: »Das reicht für heute, morgen ist auch noch ein Tag, an dem ich mich darum kümmern kann.«
- Probieren Sie bewährte, natürliche Schlafhilfen aus wie heiße Milch mit Honig, Tee aus Baldrian, Hopfen,

Melisse oder Passionsblume. Auch der Duft von Rose oder Lavendel im Schlafzimmer kann helfen.

Wenn Sie diese oder andere Tipps testen, ist es wichtig, dass Sie diese nicht nur 1- oder 2-mal, sondern über einen längeren Zeitraum anwenden. Da alle Abläufe in unserem Körper rhythmisch verlaufen, ist der regelmäßige Rhythmus ein wichtiger Aspekt.

Alkohol – kein gutes Schlafmittel

Alkohol stört den Biorhythmus. Dabei spielt die biochemische Substanz Adenosin eine besondere Rolle. Adenosin in größeren Mengen löst Schlaf aus, indem jene Rezeptoren im Gehirn blockiert werden, die für die Wachsamkeit verantwortlich sind. Das Einschlafen wird dadurch meist gefördert, aber gleichzeitig wird verhindert, dass sich ein tiefer, entspannender Schlaf einstellt. Dementsprechend fühlen sich Menschen oft trotzdem nicht ausgeschlafen.

Entspannung gegen den Stress

Akuter Stress macht uns kurzzeitig leistungsfähiger und reißt uns für ein paar Stunden oder auch Tage aus unserem Alltagstrott. Das schadet nicht und gehört ab und an dazu. Doch unser Leben wird insgesamt immer stressiger, und das beeinflusst auch unseren Stoffwechsel, der am liebsten in seinem ureigenen Rhythmus arbeitet. Wenn aber ständig Stresshormone ausgeschüttet werden, schlafen wir schlechter, die Verdauung funktioniert nicht mehr gut, und die metabolischen Prozesse zur Regeneration werden gestört. Die unmittelbaren Folgen sind Müdigkeit, Erschöpfung, Konzentrationsprobleme und sinkende Leistungsfähigkeit. Doch das ist nicht alles: Dauergestresste Menschen werden nachweislich häufiger krank. Die Weltgesundheitsorganisation WHO hat Stress sogar als größte Gesundheitsgefahr des 21. Jahrhunderts bezeichnet.

INFO **Die Folgen von Stress**

Akuter Stress	**Dauerstress**
v. a. Ausschüttung von Adrenalin und Noradrenalin	v. a. Ausschüttung von Cortisol
Herzfrequenzanstieg	Schlafstörungen
Blutdruckerhöhung	Konzentrations- und Aufmerksamkeitsstörungen
Steigerung der Muskeldurchblutung	Unruhe und Nervosität
Erhöhung der Atemfrequenz	Schlechtere Lernprozesse
Erweiterung der Bronchien	Kopfschmerzen, Migräne
Verstärkte Zuckerfreisetzung ins Blut	Muskelverspannungen

Wenn Sie sich oft gestresst fühlen, sollten Sie also etwas dagegen tun, damit Ihre Stresszustände sich nicht chronisch hochschaukeln. Dazu gilt es zunächst, sich der eigenen Belastung überhaupt bewusst zu werden und die Stressoren zu identifizieren. Dabei kann Ihnen der folgende Test helfen. Dann sollten Sie Ihre Stressauslöser ausschalten – zumindest theoretisch. Praktisch ist das leider in vielen Fällen nicht möglich, und wir müssen weiter damit leben. Aber eine andere Sichtweise auf die Stressoren und deren Neubewertung helfen. Suchen Sie sich dabei Unterstützung, etwa durch Freunde oder einen Coach. Außerdem möchte ich Ihnen dringend Folgendes ans Herz legen:

9. REGEL

Sorgen Sie für Regeneration und Entspannung durch regelmäßige Pausen.

Wie Sie diese Regel umsetzen können, dazu finden Sie einige Anregungen auf den Seiten nach dem Test.

TEST

Wie gestresst sind Sie?

Besonders Menschen, die viel leisten, neigen dazu, die ersten Anzeichen von Stress zu missachten und sich noch mehr Aufgaben und Termine aufzuladen. Mit dem folgenden Stresstest können Sie überprüfen, wie angespannt oder entspannt Sie sind.

Schlaf

1 Wie bewerten Sie Ihr Schlafverhalten?

- ☐ Ich schlafe oft wenig, habe Probleme beim Ein- und/oder Durchschlafen und fühle mich beim Aufstehen häufig schlapp. (0)
- ☐ Ich habe zwar nicht immer einen regelmäßigen Schlafrhythmus, habe aber sonst keine Schlafstörungen und fühle mich größtenteils ausgeschlafen am nächsten Morgen. (1)
- ☐ Ich habe einen regelmäßigen Schlafrhythmus und fühle mich morgens meistens fit. (2)

Berufliche Situation

2 Fühlen Sie sich in Ihrem Job gestresst?

- ☐ Ich habe sehr viel zu tun, aber solange ich das Wochenende freihabe, ist es okay für mich. (1)
- ☐ Ich fühle mich häufig überfordert und ausgelaugt. (0)
- ☐ Ich gehe gern zur Arbeit. Sie macht mir Spaß. (2).

Kopf- und Bauchschmerzen

3 Haben Sie oft Kopfschmerzen/Migräne oder Bauchschmerzen?

- ☐ Ich habe häufig im Zusammenhang mit Stress starke Kopf- oder Bauchschmerzen. (0)
- ☐ Ich neige fast nur zu Kopf- oder Bauchschmerzen, wenn ich viel Stress ausgesetzt bin. (1)
- ☐ Ich habe selten mit Kopfschmerzen zu kämpfen; auch in Phasen, in denen hohe Anforderungen an mich gestellt werden. (2)

Muskulatur

4 Fühlen Sie sich häufig körperlich angespannt und/oder leiden unter körperlichen Verspannungen?

- ☐ Ich leide häufig unter Nacken- und Rückenbeschwerden und habe hartnäckige Muskelverspannungen. (0)
- ☐ Ich verspüre gelegentlich muskuläre Verspannungen und fühle mich angespannt. (1)
- ☐ Ich habe selten muskuläre Verspannungen. (2)

Herz-Kreislauf

5 Haben Sie einen erhöhten Blutdruck?

- ☐ < 120 bis 80 mmHg (normal) (2)
- ☐ 130/139 bis 85/89 mmHg (1)
- ☐ 140/159 bis 90/99 mmHg (0)

Auszeit

6 Gönnen Sie sich im Alltag Ruhe- und Erholungsphasen?

- ☐ Dafür habe und/oder nehme ich mir keine oder nur sehr selten Zeit. (0)
- ☐ Gelegentlich mache ich mal eine kleine Pause. (1)
- ☐ Ich versuche, mir jeden Tag bewusst eine Auszeit zu nehmen. Dann will ich nichts von Arbeit und Haushalt wissen. (2)

Entspannung

7 Was machen Sie als Ausgleich an einem stressigen Tag?

- ☐ Ich setze mich vor den Fernseher und schaue mir einen Spielfilm an oder surfe im Internet. (0)
- ☐ Ich rede über das Problem mit meinem Partner, meiner Partnerin oder mit Freunden. (1)
- ☐ Ich tobe mich erst einmal aus und treibe Sport oder gehe wenigstens 20 Minuten spazieren. (2)

Auswertung

Frage	1			2		
Antwort	A	B	C	A	B	C
Punkte	**0**	**1**	**2**	**1**	**0**	**2**
Frage	3			4		
Antwort	A	B	C	A	B	C
Punkte	**0**	**1**	**2**	**0**	**1**	**2**
Frage	5			6		
Antwort	A	B	C	A	B	C
Punkte	**2**	**1**	**0**	**0**	**1**	**2**
Frage	7					
Antwort	A	B	C			
Punkte	**0**	**1**	**2**			
Gesamt						

Addieren Sie die Punkte Ihrer Antworten und lesen Sie beim entsprechenden Ergebnis weiter.

Mehr als 11 Punkte

Es ist gut, dass Sie es schaffen, ausgeglichen zu leben und für sich eine positive Balance zu finden. Dazu gehören unter anderem ausreichend Schlaf, ein vernünftiges Verhältnis zwischen Arbeit und Freizeit und eine gesunde Ernährung.

Achten Sie weiterhin auf Signale Ihres Körpers – er weist Ihnen den Weg.

11 bis 8 Punkte

Sie haben geeignete Strategien gefunden, mit dem Stress in Ihrem Alltag umzugehen. Um aber auch bei besonders hohen oder unerwarteten Stressbelastungen gesundheitliche Auswirkungen zu vermeiden, sollten Sie stressresistenter werden. Nutzen Sie die im Folgenden beschriebenen Möglichkeiten zum Umgang mit Stress, damit Sie plötzlich auftretender Termin- oder Leistungsdruck sowie Auseinandersetzungen beruflicher oder privater Art nicht aus dem Gleichgewicht bringen.

Weniger als 8 Punkte

Stress kann für Körper und Gesundheit eine Bedrohung darstellen. Bei Ihnen scheint das der Fall zu sein. Gehen Sie die einzelnen Punkte des Fragebogens durch, und überlegen Sie sich, wie Sie etwas für Ihre Gesundheit und gegen den Stress machen können. Sie werden merken, dass Sie insgesamt auch leistungsfähiger sein werden, wenn Sie auf ein ausgeglichenes Verhältnis zwischen Belastung und Ausgleich achten. Suchen Sie den Arzt Ihres Vertrauens auf, wenn Sie feststellen, dass Ihnen der Stress über den Kopf hinauswächst.

Dem Stress davonlaufen

Das ist tatsächlich möglich! Bewegung und Sport bauen Stresshormone ab und wirken sich so unmittelbar auf Ihre Psyche und Ihr Wohlbefinden aus. Sie können also sowohl auf körperlicher als auch auf psychischer Ebene konkrete Entspannungsreaktionen erzielen. Diese sind für das Laufen besonders gut erforscht.

Die körperlichen Entspannungsreaktionen, die das Laufen bewirkt, sind folgende:

- Abnahme der Spannung in der Skelettmuskulatur
- Senkung des Pulses sowie des Blutdrucks
- Senkung der Atemfrequenz, regelmäßige Atemzyklen und die Abnahme des Sauerstoffverbrauchs
- Zunahme der Hautleitfähigkeit
- Veränderungen der hirnelektrischen Aktivität

Psychologische Entspannungsreaktionen sind:

- Verbesserung der Stimmung
- emotionale Ausgeglichenheit (weniger Erregungs- und Angstzustände)
- geistige Frische
- Erhöhung der Wahrnehmungsschwelle für störende Außenreize
- das Gefühl, das eigene Leben unter Kontrolle zu haben und selbst bestimmen zu können

Ob Sie laufen, radeln oder lieber Muskeltraining machen – Sport leistet einen wichtigen Beitrag zur Entspannung. Auch die Treppe im Büroflur kann eine kurze aktive Pause bieten. Probieren Sie daher auch zur Stressbewältigung und -prävention meine Bewegungsvorschläge im Kapitel »Mit Bewegung den Stoffwechsel auf Trab bringen« aus.

Den Stress wegatmen

Wir atmen schneller und flacher, wenn wir aufgeregt oder angespannt sind. Schon einige gezielte Atemzüge lassen uns lockerer werden und lösen Anspannungen. Atemübungen sind für die Entspannung besonders praktikabel, weil wir sie überall durchführen können: vor wichtigen Terminen, im Stau, in Warteschlangen beim Einkaufen, im Zug ...

TIPP Wohin atmen Sie?

Hebt sich beim Atmen vor allem Ihre Brust oder Ihre Bauchdecke? Vielleicht atmen Sie generell vor allem in den Brustbereich statt tief in den Bauch hinein. Versuchen Sie, das zu ändern. Eine tiefe Atmung verbessert Ihr Wohlbefinden, denn sie versorgt den Organismus besser mit Sauerstoff und beruhigt die Psyche.

Sie fühlen sich schon morgens überfordert

Atemtechnik: Sie liegen morgens – noch im Bett – auf dem Rücken. Beim Einatmen winkeln Sie ein Bein an, und mit der Ausatmung strecken Sie es wieder aus. Bei der Ausatmung sollten Sie Ihre Lippen spitzen, als würden Sie eine Kerze ausblasen. Nach einer bewussten Lockerung des Beins beginnt ein neuer Atemzyklus mit demselben Bein. Wechseln Sie nach 3 bis 4 Wiederholungen das Bein!

Wirkung: Sie erhöhen Ihre Atemtiefe. Das führt zu einer Drosselung der inneren Unruhe und gleichzeitig zur Fokussierung auf das Wesentliche.

Leistungsblockade unter Zeitdruck

Atemtechnik: Stellen Sie sich aufrecht mit hüftbreit geöffneten Beinen hin. Versetzen Sie Ihren Körper in sanfte Schwingungen, indem Sie sich mit der Einatmung leicht nach hinten bewegen. Dabei bleiben die Füße fest am Boden, und der Rücken ist weiterhin aufgerichtet. Mit der Ausatmung kommen Sie nach vorn und ziehen dabei leicht den Bauchnabel nach innen. Lösen Sie nun die Bauchspannung wieder, und nutzen Sie dabei den einströmenden Atem, um nach hinten zu pendeln. Wiederholen Sie das etwa 5- bis 8-mal.

Wirkung: Während einer Blockade spannen sich meist auch der gesamte Bauchraum und das Zwerchfell fest an. Sie werden durch die Pendelbewegungen und die entstehenden Schwingungen verringert oder sogar ganz gelöst. Durch die gezielte Lockerung des Körpers wird meist auch die gedankliche Sperre überwunden.

Einfache Tiefenentspannung im Sitzen

Atemtechnik: Sie sitzen aufrecht und mit dem gesamten Rücken an der Lehne. Mit der Einatmung ziehen Sie Ihre Zehen zu sich heran. Bei der folgenden Ausatmung strecken Sie die Zehen wieder nach vorn aus. Wiederholen Sie das so lange, wie es Ihnen guttut beziehungsweise bis sich Ihre Anspannung langsam löst.

Wirkung: Eine rhythmische Atmung hilft Ihnen, den optimalen Fluss zwischen An- und Entspannung wiederherzustellen und nicht in eine Dauerspannung zu verfallen. Dadurch erlangen Sie wieder mehr Kraft, Selbstsicherheit und Durchsetzungsvermögen.

INFO **Stress und Gehirn**

Die übermäßige oder dauerhafte Ausschüttung von Stresshormonen wie Cortisol schadet den Hirnzellen und unterdrückt das Wachstum von neuen Nervenzellen. Dauerstress kann sogar dazu führen, dass Informationen im Hirn unterdrückt werden und Eindrücke gar nicht erst in das Gehirn gelangen und deswegen nicht als Erinnerungen abgespeichert werden.

Progressive Muskelentspannung

Schon seit Langem hat sich die progressive Muskelentspannung (auch progressive Muskelrelaxation, kurz PMR) bewährt, denn das einfache Verfahren erfordert kein langes Üben und wirkt bei jedem schnell. Mit etwas Erfahrung kann es auch verkürzt und unauffällig in der Öffentlichkeit durchgeführt werden.

Bei der PMR spannen Sie Ihre Muskeln aktiv für 5 bis 7 Sekunden nacheinander an, lassen bewusst wieder locker und spüren einige Momente diesem veränderten Körpergefühl der Entspannung nach. So gehen Sie schrittweise durch den gesamten Körper und lösen die durch Stress überhöhte Muskelspannung. Anfangs funktioniert dies besser im Liegen, es klappt aber auch im Sitzen und im Stehen.

Jede PMR-Phase besteht aus zwei Abschnitten:

1. **Anspannung:** Mit einem kräftigen Atemzug spannen Sie die Muskelgruppe aktiv an, atmen ruhig weiter und halten dabei die Anspannung für 5 bis 7 Sekunden. Spüren Sie die Spannung dabei bewusst.
2. **Entspannung:** Dann atmen Sie aktiv komplett aus und lassen dabei schlagartig die Muskelspannung los. Danach atmen Sie gleichmäßig weiter und genießen bewusst die Entspannung der Muskeln.

Spannen Sie Ihre Muskelgruppen in folgender Reihenfolge an:

- Hand, Unter- und Oberarm der dominanten Seite (bei Rechtshändern also die rechte Seite): Dazu ballen Sie die Faust und pressen währenddessen im Liegen den ganzen Arm gegen den Boden (im Sitzen winkeln Sie den Arm an).
- Hand, Unter- und Oberarm der nicht dominanten Seite.
- Gesichtsmuskeln: Dazu kneifen Sie die Augen zusammen, legen die Stirn in Falten, rümpfen die Nase, beißen die Zähne aufeinander, ziehen die Mundwinkel nach außen.
- Nackenmuskeln: Ziehen Sie das Kinn eng zur Brust.
- Brust, Schultern, obere Rückenpartie, Bauchmuskeln: Nach einem tiefen Atemzug halten Sie die Luft an, ziehen die Schulterblätter nach hinten Richtung Wirbelsäule zusammen und ziehen den Bauch ein.
- Ober-, Unterschenkel und Fuß der dominanten Seite: Ziehen Sie die Zehen Richtung Kopf, und drücken Sie das gestreckte Bein gegen die Unterlage (im Sitzen können Sie die Füße in den Boden drücken).
- Ober-, Unterschenkel und Fuß der nicht dominanten Seite.

Je besser Sie Ihre Muskeln bewusst an- und entspannen können, desto mehr Muskeln können Sie gleichzeitig einbeziehen: beide Arme zusammen, beide Beine, Gesicht und Nacken.

Meditation

Lange Zeit war man davon überzeugt, dass sich Stresshormone im Blut nur durch Bewegung und Muskelanspannung abbauen lassen. Inzwischen ist aber längst bewiesen, dass wir diesen Effekt auch mit Meditation erreichen können. Genau wie beim Sport bildet sich während der Meditation Stickstoffmonoxid und setzt die Wirkung der Stresshormone herab. Meditation verlangsamt die Atmung und die Herzfrequenz, senkt den Blutdruck und die Muskelspannung sowie die Frequenz der Gehirnwellen. Außerdem bilden sich dabei neue Nervenzellen im Gehirn, und zwar im Bereich für Lernen und Belohnung.

Einer der großen Vorteile der Meditation besteht darin, dass sie ganz einfach ist und jederzeit überall praktiziert werden kann. Probieren Sie das doch jetzt einmal aus:

- Setzen Sie sich entspannt und mit aufrechtem Rücken hin, die Hände locker auf den Oberschenkeln, die Augen offen oder geschlossen.
- Entscheiden Sie sich für einen Fokus: ein Wort, ein inneres Bild, eine Zahl, ein Ton, das Heben Ihrer Bauchdecke oder der Atem an Ihrer Nase ...
- Atmen Sie ein paarmal ganz normal ein und aus.
- Dann konzentrieren Sie sich immer mit der Ausatmung auf Ihren Fokus.
- Nehmen Sie auftauchende Gedanken einfach nur wahr, ohne ihnen zu folgen, und konzentrieren Sie sich mit der nächsten Ausatmung wieder auf Ihren Fokus.

Meditieren Sie anfangs nur kurz, etwa 7 Minuten, denn es ist zunächst nicht einfach, sich so zu konzentrieren. Sie werden vermutlich innerlich unruhig statt ruhig werden. Halten Sie aber durch, um zu spüren, wie sich der innere Aufruhr wieder beruhigt. Je öfter Sie meditieren, desto besser klappt das – und dann können Sie es auch im Alltag bei Bedarf zwischendurch bei Stress oder Müdigkeit zur Entspannung nutzen.

Mein Tipp: Wenn Sie unter Konzentrationsproblemen leiden, hilft regelmäßiges Meditieren, denn auch dabei üben Sie, sich zu konzentrieren.

Die Seele baumeln lassen

Wenn Sie ein Hobby haben, sollten Sie es nicht im Hamsterrad des Alltags vernachlässigen, denn die Zeit mit einem Steckenpferd ist entstressende Qualitätszeit. Das gilt gleichermaßen für die Zeit mit vertrauten Menschen, im Theater, mit einem spannenden Buch oder was Ihnen sonst Spaß macht. Genau diese Beschäftigungen und Verabredungen lassen wir im Dauerstress jedoch oft mit dem Hinweis »keine Zeit« ausfallen. Dass wir in der »gesparten« Zeit aber gar nicht viel schaffen, merken wir danach und sind dann noch frustrierter und gestresster.

Vor allem bei einem vollen Terminkalender ist es wichtig, zwischendurch etwas anderes zu machen und sich eine geistig-seelische Pause zu gönnen. Das kann auch ein warmes Bad sein: Es sorgt für innere Ruhe, regt die Durchblutung, die Sauerstoffaufnahme, den Stoffwechsel an und erfrischt die Zellen. Außerdem unterstützt es die Entgiftung, denn Schadstoffe werden schneller aus dem Organismus ausgeleitet. Lavendel- oder Rosenduft als Badezusatz fördern die Entspannung zusätzlich.

Wenn Sie gern spazieren gehen oder wandern, sollten Sie gerade in stressigen Phasen nicht darauf verzichten! Schließlich ist die Bewegung in der Natur eine wunderbare Kraftquelle. Besonders der Aufenthalt im Wald hat nachweislich entspannende und gesundheitsfördernde Wirkungen. Nicht umsonst pflegen ihn die Japaner schon seit Jahrzehnten unter dem Begriff Shinrin Yoku, Waldbaden. Falls Sie nicht gut zu Fuß sind, können Sie sich auch einfach im Wald auf eine Bank setzen, lesen oder Ihre Gedanken schweifen lassen – auch das hilft bereits.

Zucker bei Stress?

Tatsächlich wirken Süßigkeiten bei Stress entspannend, denn der Zucker bremst die Adrenalinausschüttung – und das spüren wir recht schnell. Die Gefahr jedoch ist hoch, dadurch zum Stress-Esser zu werden, erst recht, wenn Sie sowieso einen »süßen Zahn« haben. Dann ist schnell jeden Tag eine Tafel Schokolade verputzt, und Sie werden dicker. Das ist doppelt ungünstig, denn wir werden bei Dauerstress sogar dicker, wenn wir nicht mehr als vorher essen.

Das liegt am Stresshormon Cortisol, das den Zuckerspiegel im Blut steigen lässt, um dem Körper schnelle Energie für Kampf oder Flucht zur Verfügung zu stellen. (Dieser

Zucker entsteht aus den Aminosäuren der Muskulatur, sodass also unsere so wichtigen Muskeln abgebaut werden.) Wenn wir diesen Zucker abends noch durch Bewegung verbrauchen, entsteht kein Problem. Die meisten Menschen tun das aber nicht, und dann wird er im Bauchraum abgespeichert. Im Übermaß fördert dieses sogenannte viszerale Fett chronische Entzündungen. Cortisol beeinflusst auch andere Stoffwechselprozesse. So hemmt es zeitweise den Fettstoffwechsel, stoppt unser Sättigungshormon Leptin und fördert das Hungerhormon Ghrelin, sodass man ständig essen will.

Statt sich also bei Stress mit Süßem und Fettigem zu beruhigen, setzen Sie lieber auf die beschriebenen Maßnahmen gegen Überlastung und auf Nahrungsmittel mit Vitalstoffen, die die Folgen von Stress mindern: Magnesium, Kalzium, die Vitamine A, B, C und E sowie Tryptophane. Lebensmittel, die viel davon enthalten, finden Sie in der folgenden Übersicht.

Die 10 besten Anti-Stress-Lebensmittel

- **Avocados** sind reich an B-Vitaminen, die Ihre Stimmung aufhellen und eine schnelle Ermüdung verhindern.
- **Bananen** machen glücklich, weil das enthaltene Tryptophan ein Baustoff für das Glückshormon Serotonin ist.
- **Erdbeeren** haben viel Vitamin C, das freie Radikale fängt, und stecken voller Eisen für die Fresszellen des Immunsystems.
- **Grünes Gemüse** wie Brokkoli, Grünkohl, grüne Paprika oder Spinat bringt viel Eisen, Magnesium und Vitamin C. Das stärkt die Nerven und mobilisiert erschöpfte Körperzellen.
- **Haferflocken** helfen dem Organismus und speziell den Nerven durch Vitamin B_1, Eisen und Magnesium.
- **Hülsenfrüchte** unterstützen die Nerven mit Magnesium und die Konzentration durch Eisen.
- **Kiwis** halten durch ihren hohen Vitamin-C-Gehalt freie Radikale in Schach, die sich bei Stress über unsere Zellen hermachen.
- **Milchprodukte** fördern durch Kalzium die Reizweiterleitung der Nerven und durch Vitamin B_2 die Energiegewinnung in den Körperzellen.
- **Nüsse** helfen mit Vitamin E gegen freie Radikale.
- **Soja** schützt die Nerven durch B-Vitamine und hält durch Eisen und Zink das Immunsystem fit.

Alkohol und Fernsehen gegen den Stress?

Nach einem anstrengenden Tag ein Feierabendbier oder ein Glas Wein »zum Runterkommen« ist bei vielen Menschen Usus – aber leider gerade bei Überlastung nicht zu empfehlen, jedenfalls nicht täglich. Der Grund: Unser Organismus erkennt jegliche Form von Alkohol als Giftstoff, und Gift muss so schnell wie möglich aus dem Körper herausgeschleust werden!

Der Stoffwechsel, der normalerweise abends und nachts mit der Regeneration und dem Beseitigen der Stressfolgen beschäftigt wäre, damit wir morgens wieder frisch sind, legt nun die Priorität auf Entgiftung. Alle anderen metabolischen Prozesse laufen auf Sparflamme, bis das letzte Promille abgebaut ist. Entsprechend kaputt und unausgeruht fühlen wir uns am nächsten Morgen. Im schlimmsten Fall haben wir sogar einen Kater.

Auch einen spannenden Film und die letzten Nachrichten des Tages zur Ablenkung und zur persönlichen Information kann ich nicht empfehlen, wenn Ihr Nervenkostüm bereits angegriffen ist. Unser Gehirn wird dadurch – wie schon am Tag – weiter mit Informationen, Bildern, Geräuschen konfrontiert, die es verarbeiten muss. Es kann dabei nicht zur Ruhe kommen. Wenn das vorm Fernseher überhaupt gelingt, dann höchstens bei eher langweiligen, »soften« Inhalten wie beschaulichen Reise- oder Gartensendungen oder seichten Schmonzetten. Ob Sie allerdings dafür Ihr TV anschalten wollen?

Entgiftung fördern

Ein unterschätzter und im Alltag kaum beachteter Aspekt der Regeneration ist die Entgiftung unseres Organismus. Schadstoffe, die wir durch unsere Nahrung und unsere Umwelt aufnehmen, und Substanzen, die unser Stoffwechsel nicht mehr benötigt, müssen unseren Körper wieder verlassen, damit sie keine irreparablen Schäden anrichten. Dazu hat die Natur uns mit einem fantastischen Entgiftungssystem ausgestattet. Leber, Nieren und Lymphe sind die Hauptschaltstellen, aber auch Lunge, Haut und Atem leisten wichtige Beiträge. Sie alle arbeiten zusammen und geben ihr Bestes, damit wir nicht innerlich »vermüllen«. Doch je nach Lebensstil kommt es nicht selten zu Überlastungen. Zudem verschlechtert sich ab 50 Jahren die Leistung des Organismus bei der Entgiftung. Wie es um Ihr Entgiftungssystem steht, können Sie mit dem folgenden Test herausfinden.

INFO Rauchen ist Gift pur

Die »Versorgung« mit Giftstoffen ist bei Rauchern extrem hoch. Dioxine, Benzole, Nitrosamine, Formaldehyd sowie zahlreiche Schwermetalle finden sich im blauen Dunst und später auch im Körper wieder. Bei Rauchern ist die eingelagerte Giftmenge mindestens doppelt so hoch wie bei Nichtrauchern.

TEST

Funktioniert Ihre Entgiftung?

1 Ist Ihr Körper häufig Giftstoffen wie Insektiziden, Pestiziden, Farben, Desinfektionsmitteln oder Ähnlichem ausgesetzt?

- ☐ Nein, ich lebe und arbeite in einer gesunden Umgebung und bin auch so aufgewachsen. (2)
- ☐ Von Zeit zu Zeit bin ich in meinem Leben damit in Kontakt gekommen. Ich denke aber, dass es nicht sehr viel war. (1)
- ☐ Leider habe ich ein Umfeld oder einen Arbeitsplatz mit größeren Giftbelastungen, denen ich kaum ausweichen kann. (0)

2 Nehmen Sie regelmäßig Medikamente ein?

- ☐ Nein, ich nehme fast nie Medikamente. (2)
- ☐ Kleinere Wehwehchen behandele ich gern mit frei verkäuflichen Medikamenten. So was habe ich immer dabei. (1)
- ☐ Medikamente brauche ich, weil ich an einer Erkrankung leide, die das erfordert. (0)

3 Wenn Sie mittags zur Toilette gehen, dann ist Ihr Urin

- ☐ hell und klar. (2)
- ☐ goldgelb. (1)
- ☐ gelb bis dunkelgelb. (0)

(Hinweis: Rote Bete oder Rhabarber färbt den Urin rötlich.)

4 Wie würden Sie Ihren Speichelfluss tagsüber beschreiben?

- ☐ Ich habe den ganzen Tag genügend Speichel, und oft muss ich ihn sogar runterschlucken. (2)
- ☐ Manchmal habe ich tagsüber einen trockenen Mund. Besonders wenn ich viel rede. Dann trinke ich etwas, und es geht wieder. (1)
- ☐ Mein Mund und mein Rachen sind meist ziemlich trocken. Und wenn ich etwas trinke, dann werden sie danach schnell wieder trocken. (0)

5 Fühlen Sie sich in letzter Zeit sehr abgeschlagen und müde?

- ☐ Nein, ich könnte Bäume ausreißen und stelle mich gern neuen Aufgaben. (2)
- ☐ Ja, irgendwie merke ich, dass ich nicht mehr so kann wie früher. Ich bin in der Woche oft müde und freue mich auf die Erholung am Wochenende. (1)
- ☐ Ich bin müde und antriebslos. Wenig kann mich aufmuntern, und am liebsten würde ich immer im Bett bleiben. (0)

6 Haben Sie in letzter Zeit immer mehr Wasseransammlungen (Ödeme) an den Beinen und Händen?

- ☐ Nein, das kenne ich nicht. (2)
- ☐ Manchmal schwellen meine Waden an, wenn ich lange sitze. Alles wird dann unbeweglich und steif. (1)
- ☐ Wenn ich morgens aufwache, habe ich immer geschwollene Beine oder Arme. Erst wenn ich mich viel bewege, wird es besser. (0)

7 Ist Ihr Haar stumpf und brüchig? Verlieren die Fingernägel an Festigkeit?

- ☐ Nein, mein Haar glänzt, und auch meine Nägel halten wunderbar. (2)
- ☐ Ich habe das Gefühl, dass der Glanz ein wenig nachlässt. Und die Fingernägel brechen öfter. (1)
- ☐ Meine Haare glänzen überhaupt nicht mehr und brechen ständig ab. Und auch meine Fingernägel sind total brüchig. (0)

Auswertung

Frage	1			2		
Antwort	A	B	C	A	B	C
Punkte	**2**	**1**	**0**	**2**	**1**	**0**
Frage	**3**			**4**		
Antwort	A	B	C	A	B	C
Punkte	**2**	**1**	**0**	**2**	**1**	**0**
Frage	**5**			**6**		
Antwort	A	B	C	A	B	C
Punkte	**2**	**1**	**0**	**2**	**1**	**0**
Frage	**7**					
Antwort	A	B	C			
Punkte	**2**	**1**	**0**			
Gesamt						

Addieren Sie die Punkte Ihrer Antworten und lesen Sie beim entsprechenden Ergebnis weiter.

Mehr als 10 Punkte

Der Körper besitzt große Selbstheilungskräfte, denen man auch vertrauen kann. Besonders Entgiftungssystem und -organe sind robust, wenn Sie sie nicht unnötig belasten. Rauchen, übermäßiger Medikamentenkonsum und Pestizide sind sehr neue Erscheinungen, betrachtet man die Entwicklung der Menschheit. Es ist nicht einfach für den Organismus, damit umzugehen. Sie wissen das und setzen sich nicht unnötigen Belastungen und Giften aus. Verfahren Sie weiter so umsichtig.

10 bis 8 Punkte

Bei einigen Punkten im Test zeigt sich, dass Sie nachbessern können und sollten. Versuchen Sie, die Schwachstellen zu finden, und vermeiden Sie diese, wenn es geht.

Weniger als 8 Punkte

Die moderne Gesellschaft mutet Ihrem Organismus neue, vielfältige Belastungen zu, mit deren Verarbeitung er reichlich zu tun hat. Durch Ihren Lebensstil bürden Sie Ihrem Körper noch mehr auf. Versuchen Sie, ihn zu entlasten, und helfen Sie ihm, die Gifte des Alltags loszuwerden. Es gibt sicherlich Bereiche, wo Ihnen das nicht schwerfallen würde. Gehen Sie auch einmal zum Hausarzt und lassen Sie Ihr Blut untersuchen.

Wellness für den Stoffwechsel

Massagen, warme Bäder und Saunieren tun nicht nur der Seele gut und wirken entstressend, sie regen auch den Metabolismus an und unterstützen ihn bei der Ausleitung von Giftstoffen. Längst gibt es so viele unterschiedliche Saunaformen, dass jeder für sich die passende finden kann, auch wenn man die hohen Temperaturen der finnischen Sauna nicht verträgt. Ganz nebenbei ist Saunieren ein hervorragendes Training fürs Immunsystem. Auch durch das normale Schwitzen werden Giftstoffe ausgeleitet. Strengen Sie sich also beim Sport oder der Gartenarbeit ruhig an.

TIPP Ölziehen

Ölziehen ist eine uralte Methode, um die fettlöslichen Stoffe auszuleiten. Es zieht viele Giftstoffe aus dem Körper und ganz besonders Schwermetalle wie Blei. Die Mundschleimhaut ist ein idealer Ausleitungsort für alles Giftige. Das Beste ist: Die Zähne profitieren davon und werden wieder weiß. Das Öl wirkt als natürliches Bleichmittel.

Morgens – noch vor dem Zähneputzen – nehmen Sie einen Esslöffel natürliches, kalt gepresstes Bio-Olivenöl in den Mund und spülen 5 bis 10 Minuten alle Ecken des Mundes damit aus. (Es geht auch mit Sonnenblumen- oder Sesamöl.) Durch die Zähne ziehen, kauen, gurgeln und spülen. Danach den Mund ausspülen, und die Zähne gründlich putzen.

Das Lymphsystem unterstützen

Sie haben bereits ab Seite 116 einiges zum Thema Wasser gelesen. Ein wichtiger Aspekt rund ums Wasser betrifft die Entgiftung: Wasser ist unverzichtbar für den Abtransport von verbrauchten Materialien und von Schadstoffen aus dem Körper. Denn nicht nur das Blut als Transportmedium benötigt Wasser, um gut fließen zu können, sondern auch die Lymphe, die Nähr- und Schadstoffe transportiert. Sie ist unser körpereigenes Abwassersystem und besteht zum größten Teil aus Wasser. Der Stoffwechsel bildet täglich über fünf Liter Lymphflüssigkeit, die alle Körperzellen umspült und dabei Krankheitserreger, überschüssiges Gewebewasser, Abfälle des Metabolismus und Gifte wegschwemmt. Sie werden dann über die Venen zu Leber, Niere und Darm transportiert und für die Ausscheidung vorbereitet. Das klappt natürlich nur dann einwandfrei, wenn wir genügend Wasser zu uns nehmen. Deswegen möchte ich Ihnen an dieser Stelle noch einmal das ausreichende Trinken, also 30 Milliliter pro Kilo Normalgewicht, und auch die japanische Trinkkur auf Seite 118 ans Herz legen.

Damit das Lymphsystem seine reinigende Funktion erfüllen kann, benötigt es neben Wasser noch etwas ganz anderes: Bewegung. Dabei drücken nämlich die Muskeln die Lymphgefäße zusammen und transportieren dadurch die Flüssigkeit weiter. Damit erreichen Sie vor allem die tief liegenden Lymphgefäße. Jene an der Oberfläche reagieren besser auf eine Massage oder Lymphdrainage oder sanfte Bewegung wie zum Beispiel Wassergymnastik und auch Trampolinspringen.

TIPP

Minitrampolin für Fitness und Entgiftung

Sie können den Fluss Ihrer Lymphe mit einem Minitrampolin um das 15-Fache steigern. Bei jedem Sprung weiten und verengen sich nämlich die Lymphgefäße und beschleunigen den Fluss der Lymphe. Zudem sind 10 Minuten Laufen auf dem kleinen Trampolin so effektiv wie 30 Minuten Joggen. Dabei schont es die Gelenke und eignet sich gut für Laufeinsteiger und Übergewichtige.

Streicheleinheiten für die Lymphe

Eine Lymphdrainage überlassen Sie besser den Fachleuten, aber Sie selbst können den Lymphfluss auch mithilfe von sanften Streicheleinheiten anregen und für einen besseren Abtransport der Gifte sorgen. Beginnen Sie immer in der Körpermitte an Brust oder Hals und streichen Sie mit leichtem Druck in alle Richtungen nach außen. Wichtig ist, dass Sie nur in diese Richtung fester streichen, zurück geht es nur mit sanft aufgelegter Hand. Schließlich soll die Lymphe nur in eine Richtung vermehrt fließen. Machen Sie das jeweils 5- bis 10-mal:

- Legen Sie die rechte Hand flach auf Ihr Brustbein, und streichen Sie zur linken Schulter.
- Legen Sie die rechte Hand flach hinter das linke Ohr, und streichen Sie über Hals und Nacken bis zur Schulter aus.

- Legen Sie die rechte Hand flach ganz unten auf die Innenseite Ihres Arms, und streichen Sie bis zur Achsel hoch aus.
- Legen Sie die rechte Hand flach direkt über dem linken Fußknöchel auf, und ziehen Sie sie bis zur Leiste hoch.

Streichen Sie immer erst eine Seite aus, danach die andere Seite, und erst dann folgt ein anderer Körperteil.

AUF EINEN BLICK

Die 9 Regeln für einen optimalen Stoffwechsel

1. Regel: Bewegen Sie sich täglich mindestens eine halbe Stunde.
2. Regel: Sitzen Sie nicht länger als eine Stunde.
3. Regel: Sorgen Sie durch Ausdauertraining für mehr Zellkraftwerke.
4. Regel: Bauen Sie mehr Muskeln durch Sport auf.
5. Regel: Ernähren Sie sich im Biorhythmus.
6. Regel: Essen Sie so viel, wie Ihre Zellen verbrauchen.
7. Regel: Trinken Sie täglich genug Wasser
8. Regel: Achten Sie darauf, genug zu schlafen.
9. Regel: Sorgen Sie für Regeneration und Entspannung durch regelmäßige Pausen.

Literatur

Bereiter-Hahn, J., Jendrach, M. Zytologie – Mitochondrien-Dynamik bei Stress und Altern. In: Wissenschaft Special: Zellbiologie. Goethe-Universität, Frankfurt a. M.

Evans, W. J., Paolisso, G., Abbatecola, A. M., Corsonello, A., Bustacchini, S., Strollo, F., Lattanzio, F. (2010). Frailty and muscle metabolism dysregulation in the elderly. In: Biogerontology 2010; 11:527-536. DOI: 10.1007/s10522-010-9297-0

Frisard, I., et. al. (2007). Aging, Resting Metabolic Rate and Oxidative Damage: Results from the Louisiana Healthy Aging Study. In: Journal of Gerontology: Medical Sciences 2007, Vol. 62A, No. 7, 752-759

Garcia, G. V., et. al. (1997). Glucose Metabolism in Older Adults: A Study Including Subjects More Than 80 Years of Age. In: Jags; 45: 813-817, 1997

Hutterer, Ch. Dossier der Sportmedizin: Sarkopenie – Muskelverlust im Alter mit Bewegung und proteinreicher Ernährung begegnen. In: DZSM (72. Jahrgang/1/2021). S. 6-8

Klöting, N., Stumvoll, M., Blüher, M. (2007) Biologie des viszeralen Fetts. In: Der Internist 2007; 48:126-133. DOI:10.1007/s00108-006-1781-x.

Koopman, R., von Loon, L. J. C. (2009). Aging, exercise and muscle protein metabolism. In: J Appl Physiol 106: 2040-2048, 2009. DOI: 10.1152/japplphysiol.91551.2008

Kwetkat, A. (2010). Immunologie im Alter. In: Präv Gesundheitsf 2010; 5 (Suppl1): 46-50. DOI: 10.1007/s11553-010-0228-3

Lenzen-Schulte, M., Zylka-Menhorn, V. (2016). Autophagie – »Selbstverstümmelung« als Überlebensstrategie. In: Deutsches Ärzteblatt Jg. 113; Heft 40, 7.10.2016.

Livesey, G., Livesey, H. (2019) Coronary Heart Disease and Dietary Carbohydrate, Glycemic Index and Glycemic Load: Dose-Response Meta-analysis of Prospective Cohort Studies. In: Mayo Clin Proc Inn Qual Out 2019; 3(1):52-69.

Manini, T. M. (2010). Energy Expenditure and Aging. In: Ageing Res rev. 2010 January; 9(1): 1. DOI: 10.1016/j.arr.2009.08.002

Martin, St. (2021). Tabu aufgehoben – Keine Angst vor Nahrungsfett! In: Info Diabetologie 2021; 15(1).

Mc Auley, M. T., Mooney, K. M. (2014). Computationally Modeling Lipid Metabolism and Aging: A Mini-review. In: Elsevier; https//dx.doi.org/10.1016/j.csbj2014.11.006

Petersen, J. A., Toigo, M., Frese, S. Jung, H.H. (2012). Körperliches Training bei mitochondrialen Erkrankungen. In: Medizinische Genetik 2012; 24:200-203. DOI: 10.1007/s11825-012-0345-9.

Ristow, M, Birringer, M., Schulz, T. J. (2007). Prävention von Krankheiten und Steigerung der Lebenserwartung durch Kalorienrestriktion. In: Aktuel Ernaehr Med 2007; 32:104-109

Röhling, M., Herder, C., Stemper, T., Müssig, K. (2016). Influence of Acute and Chronic Exercise on Glucose Uptake. In: J Diabetes Res 2016; 2016: 2868652

Rose, B., Lankisch, M., Herder, C., Röhrig, K., Kempf, K., Labrenz, S., Hänsler, J., Koenig, W., Heinemann, L., Martin, S. (2008) Beneficial effects of external muscle stimulation on glycaemic control in patients with type 2 diabetes. In: Exp Clin Endocrinol Diabetes 2008; 116: 577-581

Speckmann, E., Hescheler, J., Köhling, R. (2019) Physiologie – Das Lehrbuch. Amsterdam, Niederlande: Elsevier Verlag.

Vermissimo, M. T., et. al. (2019). Effect of physical exercise on lipid metabolism in the elderly. In: Rev Port Cardiol 2002; 21 (10): 1099-1112

Volkert, D., (2004). Ernährungszustand, Energie- und Substratstoffwechsel im Alter – Leitlinie Enterale Ernährung des DGEM und DGG. In: Ernährungs-Umschau 51 (2004) Heft 10

Willems, A. E.M., de Jong, M. S., van Beek, A. P., Nederhof, E., van Dijk, G. (2020) Effects of macronutrient intake in obesity: a meta-analysis of low-carbohydrate and low-fat diets on markers of the metabolic syndrome. In: Nutrition Reviews Vol. 0(0):1-16.